はじめに

　2000年に労働省から事業場が行うべきメンタルヘルス対策の指針が示されてから20年が過ぎました。その間、対策の強化のために指針の改定が図られたり、職場復帰支援の手引きが示されたり、ストレスチェックが導入されたり、メンタルヘルス対策は徐々に充実してきました。各事業場においても実情に合わせてさまざまなメンタルヘルス対策が展開されています。しかしながら、メンタルヘルス対策は第13次労働災害防止計画でも重点施策として挙げられ、精神障害により労災認定される労働者数の減少も見られておらず、現在も優先的に取り組むべき産業保健活動の一つであり続けています。

　20年間を振り返りますと社会経済状況は刻々と変化を続け、それに対応したり適応しなければならない労働者の負担もまた増え続けているように思います。今回のCOVID-19を契機としたリモートワークの普及や、今後予想されるAIの活用による業務内容の変更ならびに職種の淘汰など、労働者を取り巻く環境はさらにストレスフルな状況になっていくのではないでしょうか。それに直面する労働者の心の健康の保持増進を柔軟に支援する産業保健スタッフの役割はますます重要なものになっていくでしょう。

　本書は、メンタルヘルス対策の中の労働者への支援に焦点を当てています。個別性の大きいメンタルヘルス不調者への支援では、産業看護職の果たす役割が大きく、きめ細やかな支援により職場を構成する労働者の一人である不調者が職場復帰して、職場の戦力としてイキイキと働けるようになることは、職場への支援にもつながります。また、不調者への支援を通じて上司や同僚がメンタルヘルス不調を理解して対応方法を学んだり、予防行動をとれるようになることを期待できます。反面、個別性が大きいからこそ、同じ対応方法では効果的な支援とはならず、産業看護職は日々悩みながら活動しているのではないでしょうか。さらに、職場復帰では不調者と職場の思いが異なれば、それぞれの立場を理解して全体の均衡を図るという調整力も求められます。支援には「こうすれば解決」という魔法はなく、メンタルヘルス不調者を支援する基本に立ち返りながら、個別性に合わせて応用していくことが大切だと思います。本書はメンタルヘルスの第一人者である先生方と実践者のみなさまが基本をわかりやすく解説していますので、メンタルヘルス対策や不調者への対応が初めての産業看護職が押さえるべきポイントを理解できることのみならず、経験豊富な産業看護職が支援を確認したり考えるときにも役立ちます。

　働くことが苦役ではなく、一人ひとりが働きがいを感じられるような、ポジティブなメンタルヘルス状態を保持できるような働き方につながるように、メンタルヘルス不調を予防し不調者を支援できることに本書が寄与できますことを願っています。

2021年3月

静岡県立大学看護学部　畑中　純子

職場のメンタルヘルス 予防・対応・支援 のすべて

Contents

Part 0 | 背景を知る

Part 1 | 予防のポイント

産業保健と看護
2021年春季増刊

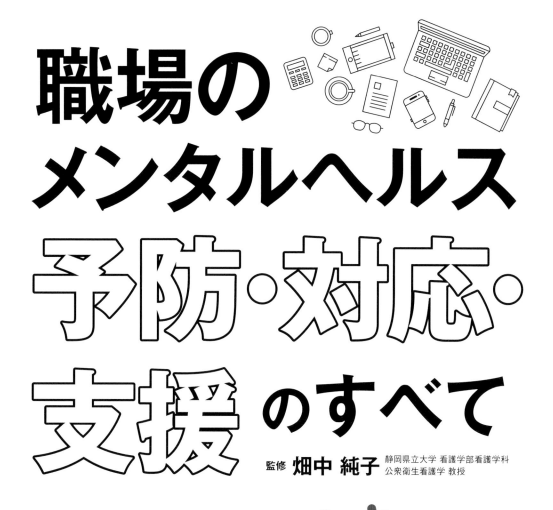

職場のメンタルヘルス

予防・対応・支援のすべて

監修 **畑中 純子** 静岡県立大学 看護学部看護学科
公衆衛生看護学 教授

産業保健スタッフ必携

MC メディカ出版

Part 2 | 早期発見・早期対応の ポイント

Part 3 | 職場復帰支援のポイント

Part 4 | 職場適応支援のポイント

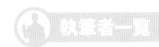
執筆者一覧

監修

畑中 純子	静岡県立大学看護学部看護学科公衆衛生看護学 教授

執筆 （五十音順）

江口 尚	産業医科大学産業生態科学研究所産業精神保健学研究室 教授
大島 桐花	株式会社NTTデータ人事本部人事統括部健康推進室 シニア・エキスパート
大庭 さよ	メンタルサポート＆コンサル東京 代表／VISION PARTNER メンタルクリニック 四谷
岡田 睦美	富士通株式会社健康推進本部健康事業推進統括部健康支援室 室長
柿沼 歩	NEC健康管理センターNEC本社健康管理センター 医療主幹
小山 文彦	東邦大学医療センター佐倉病院産業精神保健・職場復帰支援センター センター長・教授
佐藤 左千子	NTT東日本総務人事部医療・健康管理センタ健康管理センタ保健支援科 副看護部長
中野 愛子	株式会社日立製作所人財統括本部システム＆サービス人事総務本部 京浜地区産業医療統括センタ 産業保健科長
中村 美奈子	杏林大学保健学部臨床心理学科 准教授
西 賢一郎	ジヤトコ株式会社 人事部門付 統括産業医
東川 麻子	株式会社OHコンシェルジュ 代表取締役
廣 尚典	産業精神保健実践研究所 代表／産業医科大学 名誉教授
増澤 清美	NTT東日本総務人事部医療・健康管理センタ健康管理センタ保健支援科 副看護部長
益田 和幸	ジヤトコ株式会社 人事部門付 産業医
松浦 清恵	トヨタ自動車株式会社安全健康推進部オフィス職場支援室 技術領域健康支援グループ グループ長
山本 晴義	横浜労災病院勤労者メンタルヘルスセンター センター長

Part

0

背景を知る

1 メンタルヘルス不調とは
そもそもどういうことか

はじめに

　メンタルヘルスとは、直訳すると「心の健康」という意味です。世界保健機関（WHO）によると、メンタルヘルスは「自身の可能性を認識し、日常のストレスに対処でき、生産的かつ有益な仕事ができ、さらに自分が所属するコミュニティに貢献できる健康な状態」[1]と定義されています。つまり、メンタルヘルスには、単に健康を保つだけではなく、さらによりよい状態になり、社会的に役立つことを目指すという意味が含まれています。

本当の健康

　同じく WHO の憲章前文によると、健康とは「完全な肉体的、精神的および社会福祉の状態であり、単に疾病または病弱の存在しないことではない」とされています[1]。「病気ではないこと＝健康」だとは言えないということです。

　さて、では「私は健康だ」と自信を持って言える方が、いったいどのくらいいらっしゃるでしょうか。そして、何をもって本当の健康と言えるのでしょうか。活き活きと毎日を過ごすためには、心身の健康、生活面の健康、社会的健康の 3 つの健康が必要だとされています（**図1**）[2]。

社会的健康
- 社会の中に自分の居場所はあるか。何か役割を任せられているか、誰かに求められているか
- 周囲の人と支えあう関係が、生きがいをつくり、人生の支えとなっている

心身の健康
- 心と身体の健康
- 健康の土台となる要素
- バランスのとれた生活習慣が、心身の健康をつくる

生活面の健康
- 毎日の生活のバランスがとれ、精神的な負担になっていないかどうか
- 仕事の時間がほとんどで、家族との時間がないなど、一部に偏っていると無理が生じる

図1 3つの健康（文献 2 より転載）

1　心身の健康

　病気やけがをしていなければ、検査をして異常がなければ、それでいいということではありません。身体だけが健康でも、心が健康でなければ、健康とは言えないのです。「心身相関」という言葉があるように、心と身体はつながっています。心の不調が身体の不調を招くこともあり、逆もまたしかりなのです（表1）[3]。心と身体がともに健康であることがすべての健康の土台となります。

2　生活面の健康

　「ブルー・マンデー症候群」と称されるように、月曜になると不調になりやすいと感じる労働者は少なくありません。そのような労働者が送っている生活は、平日は仕事と寝る時間のみに費やし、かつ十分な睡眠時間が確保できず、結果的に週末に寝だめするというもの。しかし、生き物にとって最も基本的なリズムは「週」ではなく「日」という単位であるはずです。そのため、一日一日を大切にした健康的な生活習慣（ライフスタイル）が日々の心の健康につながると考えられます。その基本は、運動・労働・睡眠・休養・食事の5要素が、毎日の生活の中にバランスよくきちんと配分されていることです。先延ばしせず、その日寝るときに「良い一日だった」と毎日感謝できるような「ストレス一日決算主義」の生活を送ることが大切です（表2）[4]。

3　社会的な健康

　社会的な健康のポイントは、①周囲と良い関係ができているか、②周囲の人たちの役に立っているか、③仕事など日々の活動に生きがいを感じるか、④自分の存在意義を感じるか、の4つです。「仕事」は、志を持って行う「志事」であって、「死事」ではありません。社会の中での居場所が確立され、他者から必要とされているという実感を得られることが大切です。

表1 ストレス関連疾患

1　胃・十二指腸潰瘍	11　片頭痛	21　インポテンツ
2　潰瘍性大腸炎	12　筋緊張性頭痛	22　更年期障害
3　過敏性腸症候群	13　書痙	23　心臓神経症
4　神経性嘔吐	14　痙性斜頚	24　胃腸神経症
5　本態性高血圧	15　関節リウマチ	25　膀胱神経症
6　（神経性）狭心症	16　腰痛症	26　神経症
7　過換気症候群	17　頚肩腕症候群	27　不眠症
8　気管支喘息	18　原発性緑内障	28　自律神経失調症
9　甲状腺機能亢進症	19　メニエール症候群	29　神経症的抑うつ状態
10　神経性食思不振症	20　円形脱毛症	30　反応性うつ病

（文献3より転載）

表2 健康的なライフスタイル（ストレス一日決算主義）

① 「運動」 競技スポーツではなく、健康スポーツを
一日15分でいい、仕事から離れて、いい汗をかく習慣を毎日もっていますか？

② 「労働」 働き甲斐は生きがいの源
日々の活動に生きがいを感じていますか？ 自分の存在意義を感じていますか？

③ 「睡眠」 寝つきがよいこと、目覚めのよいこと
十分な睡眠は日中の活動レベルを上げる。早起き早寝の習慣を

④ 「休養」 休養は心の潤滑油
長時間労働を控えましょう。こまめに休む習慣を

⑤ 「食事」 食事はエサではありません
食卓を囲む習慣を。朝食は一日の活動源

（文献4より転載）

 メンタルヘルス不調

　では、メンタルヘルスの「不調」とは何を指すのでしょうか。厚生労働省が示す「労働者の心の健康の保持増進のための指針」[5] によると、メンタルヘルス不調とは「精神および行動の障害に分類される精神障害や自殺のみならず、ストレスや強い悩み、不安など、労働者の心身の健康、社会生活および生活の質に影響を与える可能性のある精神的および行動上の問題を幅広く含むものをいう」とされています。

そもそも「ストレス」とは

　ストレスという用語は、もともと物理学や工学の分野で使われていたもので、物体の外側から加えられた圧力によって歪みが生じた状態のことを表していました。ストレスの説明には、図2のように、丸いゴムボールを指で押す例がよく用いられます。現在は主に「心身に負荷がかかった状態」という意味で使用されていますが、その意味での「ストレス」という言葉の生みの親は、カナダの生理学者ハンス・セリエです。心身への刺激は「ストレッサー」、心身に負荷がかかっている状態は「ストレス状態」、負荷がかかって心身に生じるさまざまな反応は「ストレス反応」とそれぞれ表されます。

　心身に影響を及ぼすストレッサーは主に、物理的ストレッサー（暑さや寒さ、騒音、照明など）、化学的ストレッサー（大気汚染、食品添加物、有害物質、薬害など）、生物学的ストレッサー（細菌、ウイルス、花粉、感染症など）、身体的ストレッサー（病気、けが、睡眠不足、過労など）、心理・社会的ストレッサー（仕事が多忙、人間関係がうまくいかない、借金、家庭の不和など）の5つに分かれます。通常、みなさんが「ストレスを感じる」と表現する場合、多くはこの「心理・社会的ストレッサー」を指していることが多い

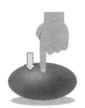

ストレッサー
（ボールを押す指）

ストレス状態
（ボールの歪み）

図2 ストレスがかかった状態

表3 職場の主なストレッサー

①仕事量の増加（長時間労働、過重労働など）
②仕事の質の問題（行動の技術が必要、責任が重い）
③地位、役割の変化（昇進、降格、配置転換）
④仕事上の失敗・トラブル・損害や法律問題の発生
⑤人間関係の問題（上司と部下、同僚、顧客との関係、
　パワーハラスメントやセクシュアルハラスメントなど）
⑥適性の問題（能力や性格）
⑦その他

（文献2より転載）

身体的反応	
・肩こり	・目の疲れ
・疲労	・頭痛
・腰痛	・不眠
・めまい	・下痢

心理的反応	
・イライラ	・不安
・怒り	・うつ気分
・気力・集中力低下	・落ち込み

行動的反応	
・生活の乱れ	・暴飲暴食
・性欲減退	・ギャンブル
・飲酒・喫煙量増加	・遅刻欠勤

身体疾患	
・消化器系疾患	・免疫系疾患
・循環器系疾患	・生活習慣病
・自律神経失調症	

精神疾患	
・うつ病	・不安障害
・パニック障害	・PTSD
・アルコール依存症	

図3 主なストレス反応（文献2より転載）

でしょう。しかし、そのほかにもストレッサーは多く存在しており、基本的にはストレスをゼロにすることは不可能です。とくに、職場で見られやすいストレッサーには表3のようなものがあります。

　また、ストレッサーによって引き起こされるストレス反応は、身体面・心理面・行動面の3つに分けることができます。身体面でのストレス反応には、体の節々の痛み、頭痛、肩こり、腰痛、目の疲れ、動悸や息切れ、胃痛、食欲低下、便秘や下痢、不眠など、さまざまな症状があります。心理面でのストレス反応には、活気の低下、イライラ、不安、気分の落ち込み、興味・関心の低下などがあります。また、行動面でのストレス反応には、飲酒量や喫煙量の増加、仕事でのミスや遅刻欠勤の増加などがあります。ストレスをゼロにすることは不可能ですが、ストレスが強く、長く続くことにより、これらの反応が悪化し、ストレス性の疾患へとつながってしまうことがあります（図3）。

これらの症状に気づいた場合は、普段の生活を振り返り、ストレスと上手に付き合うためのストレス対処方法（コーピング）を工夫してみることをおすすめします。ストレス対処のポイントは「今自分にできること」です。仕事の量や対人関係などは確かにストレス要因になりますが、同時に変化させることが難しいものでもあります。また、同じストレス要因があっても、ストレス反応のあらわれ方には個人差があります。それは、個人要因や仕事外の要因、緩衝要因が影響するからです（図4）。そのため、先述のライフスタイルなど、自分で変えられる要因に着目し、取り組むことが大切です。労働者本人のセルフケア、ならびに産業保健スタッフが支援に用いることのできる代表的なツールとしては、インターネットを使ったメンタルヘルスチェックシステム「メンタルろうさい」[7] などが挙げられます。

　ただし、症状の程度が重かったり長期間続いたりする場合は、専門家（精神科、心療内科）に相談することも必要でしょう。診断と治療は専門医に任せることが基本ですが、職場が、うつ病やパニック障害、アルコール依存症、心的外傷後ストレス障害（PTSD）、適応障害、発達障害、心身症などをきちんと理解していることで、問題解決の糸口となります。

職業生活におけるストレス

　ストレス社会といわれる現代は、職場の人間関係、仕事の質や量、会社の将来性や仕事への適性の問題などが、労働者の大きなストレスとなっています。約6割の労働者が自分の仕事や職業生活に関して、強い不安や悩み、ストレスを抱えており[8]、精神障害による

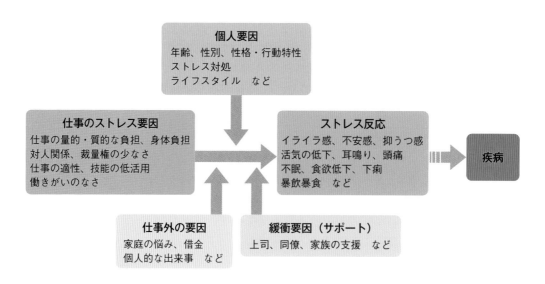

図4 ストレスのしくみ
（米国立労働安全衛生研究所（NIOSH）の「職業性ストレスモデル」をもとに作成：文献6）

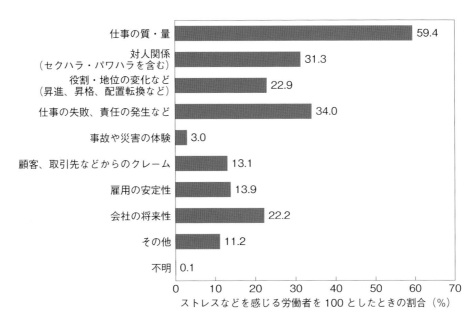

図5 仕事や職業生活に関する強い不安、悩み、ストレスの内容（2018年）（文献8より作成）

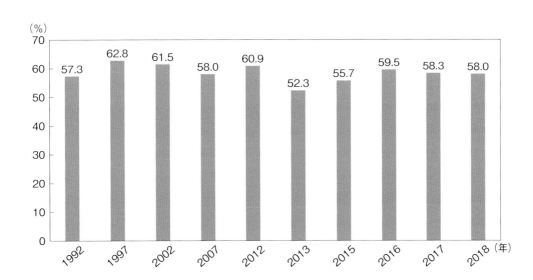

図6 強い不安、悩み、ストレスを感じる労働者の割合の推移（文献8より作成）

　労災の請求件数と支給決定件数も年々増加傾向にあります[9]（図5〜7）。

　こうした背景から、労働者の心の健康保持について、従来のメンタルヘルス不調者の早期発見・早期治療や復職支援だけでなく、全労働者を対象とした予防的かつ健康支援的なメンタルヘルスケア対策の実施が求められています。近年、法律化・制度化された「スト

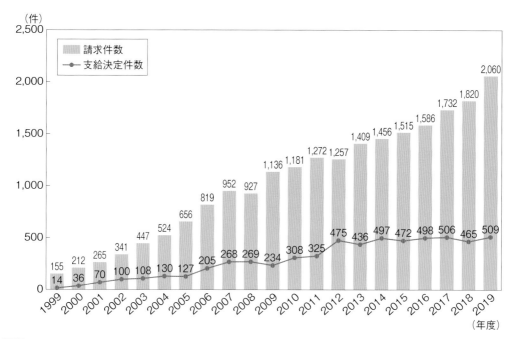

図7 精神障害による労災請求件数と支給決定件数の推移

（文献 9 より作成、ただし 2016 年度までは「脳・心臓疾患及び精神障害等に係る労災補償状況」（各年度公表）より作成）

レスチェック」や「働き方改革」もその一環で、組織の健康管理体制を充実させるとともに、労働生産性を向上させるものとして機能することを目指しています。

医療的介入の指針

　医療的介入の指針として、メンタルヘルス不調の定義の中でとくに重要なのが「社会生活および生活の質に影響を与える」という部分です。メンタルヘルスが何をもって不調と言えるのかは、その国の文化、民族性、歴史、生活習慣、宗教などによって微妙に変わります。そのため、精神医学的な異常性・正常性だけでなく、その方の社会生活や家庭生活への影響といった視点が欠かせません。

　たとえば、幻聴が聞こえるという「変わった人」ですが一般企業に就労し、真面目に仕事をこなしている A さんと、表立った症状はないが働くことができず、身の回りのこともままならずに家に引きこもっている B さんとでは、A さんのほうがよい状態だと判断されることがあります。

事例性と疾病性

　業務上のミスや遅刻欠勤の増減、身だしなみの変化（例：整髪、ネクタイの有無）など、実際に観察できる事実であり、関係者はその変化にすぐ気づくことができるものを「事例

性」、症状や病名などに関することで、専門家が判断するものを「疾病性」と呼びます。職場の対応としては、本人の病気の確定（疾病性）以上に、業務上何が問題になって困っているか（事例性）を優先する視点が求められます。

　メンタルヘルス不調が疑われる労働者に対しては、「○○病だ」といった精神医学的な診断で考えるのではなく、本人もしくは周囲にどのように影響しているかという現実を具体的に把握します。たとえば、「遅刻や欠勤が増加している」「以前に比べて業務上のミスが頻発して周囲に負担をかけている」といった、実際に困っている客観的な事実をとらえます。周囲から本人に相談機関・医療機関を勧める場合、事例性を優先して伝えないと、「障害者扱い」などと反発され、その後の対応がうまくいかないことが多くあるからです。また、本人やその家族から助けを求められたときに備え、職場でも日頃から相談機関・医療機関の業務内容や、その特性を知っておく必要があるでしょう。

うつ状態とうつ病

　仕事で失敗すると、食欲がなくなったり、翌日職場に行きたくなくなることがあります、このような「落ち込んだ状態」を、医学用語では「うつ状態」「抑うつ状態」といいます。医学用語で示すと物々しくなりますが、社会生活を送っている以上、一時的に落ち込むことがあるというのは当然のことです。良い思い出も悲しい出来事も、時間の経過とともに風化していくものです。ただ、時間が経っても悲しい出来事を忘れられず、生活に支障を来しているなら、医療的介入を検討する必要があります。

　うつ状態を示す代表的な精神疾患が「うつ病」です。つまり、うつ状態は落ち込んだ「状態」を示し、うつ病はうつ状態を中心にその他の不調を来す「病気」を示しているのです。そのため、ほかの病気でもうつ状態が見られることは珍しくありません。落ち込んでいるからうつ病だと、安易に決めつけるのは危険です。

病識と病感

　自分が病気であると認識・自覚することを「病識」、なんとなく自分が病気だと感じることを「病感」と呼びます。メンタルヘルス不調では、いわゆる精神疾患的な症状が重くなるほど病識が失われ、よくなるにつれて病感が出てくると言われています。明らかにおかしい行動を他人に指摘されても、病識が希薄ないし欠如していると、わからなかったり否定する可能性が高いのです。うつ病などで判断能力が低下していたり、知的障害や認知症などで理解力が低下している場合も同様です。

　緊急度が高い（他人を傷つけたり自殺の可能性が高い）場合は、関係機関に相談し、警察での保護や半強制的な入院対応を取る必要があるかもしれません。慢性的な経過をたどっている場合は、比較的安定している時期に本人に働きかけ、医療機関につなげることが求められます。

cure と care

「cure」とは「治療」のことで、手術や投薬など、医療行為に類する専門家の領域です。それに対して「care」とは「ケア、癒し」のことです。疾病レベルに達していない問題や悩みに対する、医療行為以外のアプローチを指します。メンタルヘルス不調を来している本人はもちろん、その対応をする周囲の方々は、「care」の限界や対象を常に意識しないと、「cure」と混同し、疾病レベルの事例を抱え込み、結果的に専門医への受診を遅らせてしまう危険性もあります。たとえば、励ます、気晴らしに誘う、相談に乗りアドバイスをする、という行為は「care」としては有効な手段かもしれませんが、疾病レベルのメンタルヘルス不調者に対しては、むしろマイナスな影響を与えてしまうこともあり、注意が必要です。

 おわりに

本章でご紹介したセリエ博士は「ストレスは人生のスパイスだ（Stress is the spice of life)」という言葉を残しています。また「一病息災」という言葉もあります。すべてのことは、今後の人生をよりよくするために活かすことができるのです。メンタルヘルス不調は、身体の病気やけがのように、「過去志向」「原因論」（過去の出来事が現在の状況を作っているという考え方）に必ずしも当てはまりません。他人と過去は変えられませんが、「今自分にできること」に着目することで、今とこれからの自分（の考えと行動）は変わりうるのです。

（山本 晴義）

引用文献

1) World Health Organization（世界保健機関）ウェブサイト.
2) 山本晴義ほか. 初任者・職場管理者のためのメンタルヘルス対策の本. 東京, 労働行政, 2010.
3) 中央労働災害防止協会. 企業におけるストレス対応のための指針（資料）. 1986.
4) 山本晴義. ストレス一日決算主義. 東京, NHK出版, 2005（生活人新書）.
5) 厚生労働省. 労働者の心の健康の保持増進のための指針（2015年改正）.
6) Hurrell, JJ. et al. Exposure to job stress: A new psychometric instrument. Scandinavian Journal of Work Environmental Health. 14, 1988, 27-8.
7) 山本晴義ほか. 産業保健スタッフによる"メンタルろうさい"保健指導：ストレス対処に着目したセルフケア支援. 独立行政法人労働者健康安全機構横浜労災病院, 2019.
8) 厚生労働省. 平成30年労働安全衛生調査（実態調査）. 2019.
9) 厚生労働省. 令和元年度 過労死等の労災補償状況. 2020.

参考文献

Hans Selye. 生命とストレス：超分子生物学のための事例. 細谷東一郎訳. 東京, 工作舎, 1997.
ICD-10 精神および行動の障害：臨床記述と診断ガイドライン. 新訂版. 融道男ほか訳. 東京, 医学書院, 2005.
American Psychiatric Association. DSM-5 精神疾患の診断・統計マニュアル. 日本精神神経学会（日本語版用語監修）. 髙橋三郎ほか監訳. 染矢俊幸ほか訳. 東京, 医学書院, 2014.

Memo

精神科疾患の基礎知識

 はじめに

　精神科臨床の現場では、受診者（患者）の①症状、②所見、③経過、④治療反応性、⑤予後から、その病態の解明と合理的な治療、予防が行われます。患者が労働者である場合、その「疾病性」の治療は医療機関が担いますが、その疾患が影響を及ぼす「事例性」への対応は、職場の産業保健スタッフを中心としたケア場面から始まります（事例性と疾病性については後述）。そのため、精神科疾患に罹患した労働者の「治療と職業生活の両立」[1]を中心とする全人的回復を図るためには、医療機関と職場との連携が重要となります。本稿では、主な精神科疾患に見られる症候と、職域で問題となることの多い疾患の概要とを解説します。

精神現象とは

　精神現象[2]とは、生物的次元（バイオ；bio-）を基盤として、心理的次元（サイコ；psycho-)、社会的次元（ソシオ；socio-)、実存的次元が重層した総合体であり（図1)、この変調が症候となり精神疾患を構成しています。具体的には、生物学的に前頭葉機能が低下していると、抑うつ感情と興味・関心の低下などが持続した心理状態を呈し、職場でも私生活においても闊達（かったつ）に過ごすことができない、といった総合的な医学観により「うつ病」の実態が説明されます（生物−心理−社会モデル；bio-psycho-social model による説明の一例）。

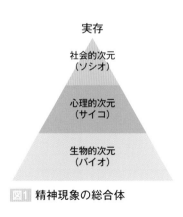

図1 精神現象の総合体

精神科疾患に見られる症状

精神科疾患に見られる症状とは異常な精神現象であり、それらは、知覚・思考・感情（気分）・意欲・行動・記憶・意識の障害ということになります。以下にその概要をまとめます。

1　知覚の障害

知覚とは、外界に存在するものを見る、聞く、嗅ぐ、味わう、触れることにより、その存在を知ること（五感、5 senses）であり、その異常には次のようなものがあります。

1）錯覚

実際に存在するものが（実態と）異なったものとして知覚されます。

2）幻覚

実際には存在しないものが知覚されます（この際の意識が清明か否かが重要）。

①幻聴：多くは意味を持つ言葉（悪口、指図など）で、音律などの要素性は稀

②体感幻覚：皮膚を虫が這う、電撃など

③幻視：せん妄（認知症、アルコール中毒ほか）などの意識障害に伴われることが多い

④幻嗅：自己臭など

⑤幻味：被毒妄想に発展することあり

3）その他

微視、巨視、変形視、既視（deja vu）、未視（jamais vu）、体感異常（cenesthopathy）などがあります。

2　思考の障害

知覚したもの・事象の、形や音などを含み思い浮かべることを表象（image）といい、その意味だけを思い浮かべることを思考（thought）、または観念（idea）といいます。これらの異常には下記のようなものがあります。

1）思路の異常

思考の進み方が障害されたものをいいます。

①保続：一度起こった考えが繰り返され、新しい観念に置き換わらない（脳器質性症状）

②迂遠と冗長：細部に及び回りくどく主題を伝えがたい（後者は主題から離れてしまう）

③思考制止：考えが進みにくく、滞る（うつ病の精神運動抑制症状が典型的なもの）

④思考途絶：考えが進んでは途絶える繰り返し（統合失調症に多い）

⑤観念奔逸：考えが盛んに湧き起こるものの内容がまとまらない（躁状態、酩酊など）

⑥思考滅裂：考えが連合せず、話す意味が理解されない（統合失調症の連合弛緩）

2）思考体験の異常

①被影響体験：自分が考えるのでなく、外部から影響された思考体験

「させられる」＝作為体験、「吹き込まれる」＝思考吹入、「奪われる」＝思考奪取、「わかってしまう（悟られる）」＝思考伝播

※これらは元来自分のものである思考が自己のコントロールから離れるものであり、自我障害である。統合失調症に特有な思考体験である

②離人体験：思考の自己所属感が失われ「自分が考えている」という実感がないこと

※自我障害に含まれるが、不安障害、うつ病でも見られる

③強迫観念：ある考えが自己の意志に反して湧き起こり、それが不合理だとわかりながら払いのけがたいもの

※ガスの元栓、戸締りなど、確認強迫行為につながりやすい

④恐怖：恐れが強迫的に起こること

※対人〜、高所〜、閉所〜、赤面〜、不潔〜など

これらは対象から遠ざかることで回避できる。回避できない状況を想像すると予期不安が高まる

⑤支配観念：ある考えが強い信念となり生活を支配すること。極端な偏食などの習慣のように極度の信念と行動。妄想とは異なる

3）思考内容の異常：妄想

妄想とは誤った内容を強く確信し訂正不能な思考内容です。

①成り立ちからの分類

・一次妄想（primary）：原発的。心理的な動機によらないもの

　a 妄想気分（なんとなく……）

　b 妄想知覚（見た途端に……）

　c 妄想着想（ふと……）

・二次妄想（secondary）：気分や体験から続発的に起こるもの。心理的に了解しやすいもの。たとえば、抑うつ気分に伴った自信欠如に起因した貧困妄想や心気妄想

②内容からの分類

・対人関係におけるもの：関係〜、被害〜、注察〜、被毒〜、恋愛〜

・自己評価に関するもの：微小〜、貧困〜、罪業〜、心気〜、誇大〜

・その他：つきもの（憑依）、嫉妬〜、好訴〜、赦免〜などがある

3　感情の障害

　感情は、身体的感情と精神的感情とに分類されます。身体的感情には、明らかな感覚刺激に伴う快・不快、感覚刺激は不明瞭ながら起こる爽快、活気、脱力感、疲労感、無力感などがあります。精神的感情は、精神的動機に対する反応であり、感情（感情一般を指す、affect）、情動（比較的急性に起こる喜怒哀楽など、emotion）、気分（比較的長く持続している感情の状態、mood）、情操（高等感情であり、愛情、倫理感、羞恥心、審美感など、

sentiment）があります。これらの感情の障害には以下のようなものがあります。

①（病的）不安：漠然とした対象や予期から高度化、心身相関する

②恐怖、恐慌：特定の対象に向けられ、回避できないときに高度化する

③抑うつ気分：生気感情の沈滞、反応的な悲嘆・悲哀と区別できる

④気分高揚、多幸：生気感情の高揚、自信に満ち、何事も爽快

⑤（易）刺激性：ささいなことで激怒しやすい状態（躁、疲労、衰弱時）

⑥情動易変性、情動失禁：安易に喜怒哀楽が移り変わる

⑦感情鈍麻：無関心で意思疎通に乏しく、感情表出がない状態

⑧両価性（アンビバレンス ambivalence）：人や物など同一対象に対して相反する感情が同時に存在すること

⑨感情不適合：自身の置かれた状況・体験に情動がそぐわない

4　意欲・行動の障害

意欲とは、意志と欲求とを合わせたものであり、次のように分類されます。

①欲求：快・不快と密接に関係し、行動にかりたてる力となるもの

②意志：欲求を行動として現わすか、抑えるかを決定するもの

③行動：意欲の現れである。行為

④発動性：精神活動、運動、行動を起こすもととなる力

⑤衝動：行動に駆り立てる強い力。欲求が意志による制御を受けないまま行動に現れることを衝動行為という

⑥葛藤：欲求と欲求の間、欲求と意志の間で解決されない争い

これらの障害には以下のようなものがあります。

①精神運動興奮：欲求の全般的な亢進によりじっとしていられない。多弁を伴う

②精神運動抑制：全般的に意欲がわかず、行動が遅く、少ない

③昏迷：意欲の発現がない。自発言語、行動も刺激による行動も起こらない。緊張病、抑うつ、ヒステリーによるものがある

④発動性減退：うつ病の意欲減退、統合失調症の無為・自閉がある

⑤緊張病症候群：反響動作・言語、カタレプシー、常同、衒奇、拒絶

⑥強迫行為：それを行うまいと努めるにもかかわらず、意志に反して行わないではいられない行為

⑦衝動行為：意志による制御が不十分なため、欲求が直接行動に現れること（いわゆる行動化との違い）

5　記憶の障害

記憶は、次の要素から構成されています。

①記銘：あたらしいことを覚えこむこと

②保持：記銘したことを保存していること

③再生：保持されたものを再び取り出して意識すること

④再認：再生されたことが記銘されたものと同一であると認めること

これらの障害には以下のようなものがあります。

①記銘障害：たとえば桜・ネコ・電車、5つの物品、数字の復唱などで試す

　意識障害、認知症、注意力低下、コルサコフ症候群（記銘減弱、失見当識、作話）

②追想障害：健忘＝一定期間内の出来事を追想できない状態

　a　逆向健忘：意識障害を起こす以前のことを追想できない

　b　一過性全健忘：突然始まって終わる軽い行動異常で、その前後の出来事を追想できない

　c　全生活史健忘：衝撃や不快な体験後、ほかの全ての自分の履歴を追想できない

6　意識の障害

意識レベルとその具体的な様相については、以下のJCS（Japan Come Scale、表1）を参照してください。臨床的には、脳機能低下のないものは心因性（解離障害やうつ病増悪期の昏迷など）であり、意識障害（意識混濁）に幻覚・妄想が伴うと、せん妄であり、脳器質性疾患や認知症、中毒性疾患、感染症などさまざまな病態で起こり得ます。

表1　JCS（Japan Come Scale）

Ⅰ. 刺激しないで覚醒している状態
1.　ほぼ意識清明だが、今ひとつはっきりしない
2.　見当識（時・場所・人の認識）に障害がある
3.　自分の名前や生年月日が言えない

Ⅱ. 刺激すると覚醒する状態（刺激をやめると眠り込む）
10.　普通の呼びかけで目を開ける 　　「右手を握れ」などの指示に応じ、言葉も話せるが間違いが多い
20.　大声で呼ぶ、体を揺するなどで目を開ける
30.　痛み刺激をしながら呼ぶとかろうじて目を開ける 　　「手を握れ」など簡単な指示に応じる

Ⅲ. 刺激をしても覚醒しない状態
100.　痛み刺激に対し払いのけるような動作をする
200.　痛み刺激で少し手足を動かしたり、顔をしかめる
300.　痛み刺激に反応しない

職域で問題となりやすい精神科疾患の概要 [3]

　以上のような精神症状は、どのような疾患で見られるのでしょうか。ここでは、職域での就労パフォーマンスなどに影響を及ぼすことの多い、気分障害（うつ病、双極性感情障害）、不安・ストレス関連障害、統合失調症、心理的発達および行動の障害（発達障害圏）について概要を述べます。なお、これらの疾患の詳細や他の疾患については、成書にて学ばれることをお勧めします。

1　気分（感情）障害

1）うつ病

　持続的な気分の落ち込み（抑うつ気分）、興味・関心の低下、全般的な意欲と活動性の減退、易疲労性が起こります。とくに、長時間労働により疲労が認められる労働者に対しては、2週間以上毎日のように続く抑うつ気分と、興味・関心の低下とが認められるかどうかの見極め（二質問法）が重要となります。ともに認められる場合は、うつ病が強く疑われます。ほかに注意・集中力の低下や睡眠障害が多く見られるため、衛生のみならず安全配慮も欠かせない疾患です。また、自信欠如、罪責感、悲観的な思考にとらわれている場合が多く、激励や叱責は強い心理的負担となり、抑うつに伴う自殺念慮を促進させるため、注意が必要です。急性期（増悪時）は、抗うつ薬（SSRI、SNRI など）を主体とした薬剤と十分な休養とが治療の中心となり、その後の復職や再就労に向けては、リワークを含む生活療法を併せることが重要です [4]。

2）双極性感情障害（躁うつ病）

　気分の高揚と活動性の増大（躁病期）と、抑うつ気分と活動性の低下（うつ病期）とを繰り返し、社会生活に支障を来す疾患です。とくに躁病期は、多弁、多動、易怒性などによる対人関係上のトラブルや逸脱、また浪費による金銭問題が起こる場合があり、その後のうつ病期における多大な心理的負担になることもあります。

　躁病期とうつ病期の両エピソードは、いったんほぼ完全に回復することが特徴であり、ともにその発症には具体的なストレス要因が契機となる場合もありますが、誘因が不明な場合も少なくありません。一般に、躁病エピソードは突然に始まり、2週間から4〜5カ月持続し、その後のうつ病期は、より長く持続する傾向があります。初発時の診断が「うつ病」であっても、その後の経過でこの双極性が把握される場合もあり、薬剤治療の中心は、気分安定薬（炭酸リチウム、カルバマゼピン、バルプロ酸ナトリウム、ラモトリギンなど）となります。

2　不安・ストレス関連障害

1）全般性不安障害

　不安の原因が特殊な状況に限られず、漠然と浮動するような不安が生活全般において認

められる状態が持続します。周囲の状況や将来への気がかり（予期不安）が強いため、自律神経系と筋骨格系の緊張も伴い、筋緊張（凝り・頭痛など）、振戦、動悸（頻拍）、呼吸促拍（息苦しさ）、発汗過多、めまい・ふらつき感が多く認められます。不安耐性強化のための精神療法・行動療法と、SSRIやベンゾジアゼピン系抗不安薬などの薬剤による治療が一般的です。

2）パニック障害

とくに誘因と背景が限定されず、予知されない状況下で急性に起こる強い不安発作（パニック発作）が反復します。したがって、何か具体的な急性ストレスから直接続く不安発作（過呼吸発作など）とは区別されます。

パニック発作は、「自律神経の嵐」とも表現されるような動悸、窒息感、胸痛などに「死ぬかもしれない、どうかなってしまいそうだ」といった恐怖が伴なわれます。また、この発作が再発することへの予期不安から、社会生活上のさまざまな回避（閉居がち、乗り物に乗れない、一人で行動できない、など）が起こる場合があります。治療には、SSRIなどの薬物療法と社会的な回避を遷延させないための精神・行動療法があります。

3）適応障害

環境変化や社会生活上の出来事による心理ストレスへの順応段階（適応の過程）で生じる主観的な苦悩、不安、抑うつなどを抱える状態です。重要なことは、適応障害は適応に向かう過程で生じるものであり、自ら適応しようとしない「不適応」とは異なる点です。適応障害は、その主症状により、抑うつ反応（短期と遷延性）、混合性不安抑うつ反応、その他の情緒・行動の障害などに分類され、治療もその状態像の治療に準じます。遷延性抑うつ反応を除き、通常は6カ月を超えないとされます（例：「混合性不安抑うつ反応」が6カ月を超えて続く場合は「混合性不安抑うつ障害」と診断される）

3　統合失調症

幻覚（声の幻聴が多い）、妄想（被害的な内容が多い）、思考のまとまりのなさ、被影響体験（幻聴に操られる・命じられるなど）が1カ月以上続く病態です。周囲から見られる変化として、表情の硬さや生活態度や整容の乱れ、独語や空笑、何かに聞き入っているような様子などがあります。慢性期には、自閉的、無為（目的や関心の低さ）、感情の鈍麻・平板化（無表情や活気の乏しさ）が起こり、社会生活への適応が困難な病態が少なくありません。治療には、抗精神病薬（現在はリスペリドン、オランザピン、アリピプラゾールなどの非定型抗精神病薬が主流）とデイケアやSST（社会技能訓練）などの生活療法が重要となります。

4　心理的発達および行動の障害（発達障害圏）

心理的発達および行動の障害には以下のようなものがあり、ADHD（注意欠陥多動性障害：Attention-deficit hyperactivity disorder）は多動性の障害に含まれます。これらの

発達障害の特性は幼少期から生じますが、その特性が成人になってから顕著になる場合もあります。治療および就業上の配慮としては、ある程度本人の特性に応じた環境やタスクの調整が望まれます。また、ADHDの治療薬としてはメチルフェニデート、アトモキセチンなどがあります。

1）広汎性発達障害（Pervasive Developmental Disorders；PDD）

発達にゆがみ（ムラ）があり、通常は見られない特異な行動を起こすことがあります。

2）精神遅滞（Mental Retardation；MR：知的障害）

発達に遅れがあり、技術の習得や能力向上に時間がかかります。

3）学習障害（Learning Disorders；LD）

全般的な知的発達に遅れはありませんが、聞く、話す、読む、書く、計算する、推論するなどの特定の能力の習得と使用に著しい困難を示します。

4）注意欠陥／多動性障害（Attention Deficit/Hyperactivity Disorders；AD/HD）

注意力、および／または衝動性、多動性を特徴とする行動の障害で、社会的な活動や学の機能に支障を来します。

5）ASD（自閉スペクトラム症：Autism Spectrum Disorder、アスペルガー症候群）

知的発達の遅れを伴わず、かつ、自閉症の特徴のうち言葉の発達の遅れを伴わないもので、広汎性発達障害の範疇に分類されます。以下のような特徴があります。

①社会性：アイコンタクトがとれない、相手の表情や身振りなどから意図を読み取れない、人間関係の構築に障害、興味や楽しみを積極的に他者と共有しない、他者への関心が乏しいか、一方的である

②想像力：興味や関心が一つのことに執着する、特定の習慣や儀式に固執する、衒奇的な常同行動が見られる場合がある

③学校や職場などで明らかに不適応を起こしている

④言語の遅れはない

⑤社会性以外の発達には明らかな遅れがない

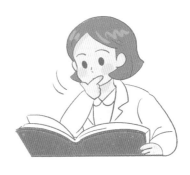

連携における共通理解のために

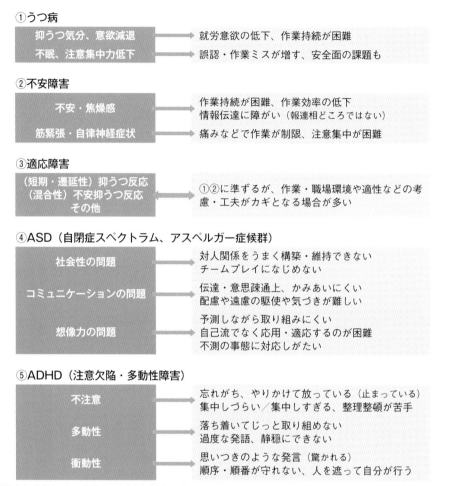

①うつ病

| 抑うつ気分、意欲減退 | → | 就労意欲の低下、作業持続が困難 |
| 不眠、注意集中力低下 | → | 誤認・作業ミスが増す、安全面の課題も |

②不安障害

| 不安・焦燥感 | → | 作業持続が困難、作業効率の低下
情報伝達に障がい（報連相どころではない） |
| 筋緊張・自律神経症状 | → | 痛みなどで作業が制限、注意集中が困難 |

③適応障害

| （短期・遷延性）抑うつ反応
（混合性）不安抑うつ反応
その他 | → | ①②に準ずるが、作業・職場環境や適性などの考慮・工夫がカギとなる場合が多い |

④ASD（自閉症スペクトラム、アスペルガー症候群）

社会性の問題	→	対人関係をうまく構築・維持できない チームプレイになじめない
コミュニケーションの問題	→	伝達・意思疎通上、かみあいにくい 配慮や遠慮の駆使や気づきが難しい
想像力の問題	→	予測しながら取り組みにくい 自己流でなく応用・適応するのが困難 不測の事態に対応しがたい

⑤ADHD（注意欠陥・多動性障害）

不注意	→	忘れがち、やりかけて放っている（止まっている） 集中しづらい／集中しすぎる、整理整頓が苦手
多動性	→	落ち着いてじっと取り組めない 過度な発語、静穏にできない
衝動性	→	思いつきのような発言（驚かれる） 順序・順番が守れない、人を遮って自分が行う

図2 症状（疾病性）と 職業生活（事例性）が、どのように相関する（している）のか？を共有する具体例

 ## おわりに：疾病性と事例性の視点から

　ここまで、精神科疾患の症状と職域で問題となりやすい疾患の概要を解説しました。みなさまがこれらの知識を産業保健の現場において活用される際には、以下に述べる疾病性と事例性の両視点を併せ持つ姿勢が望ましいだろうと思います[5]。

　メンタルヘルス不調とは、労働者が心身・精神の不調を来すことを意味しますが、何らかの疾患（うつ病など）の程度や病状を疾病性（illness）と呼び、その疾病性などが原因となり、労働者が呈する「いつもとちがう様子」を事例性（caseness）と呼びます。具体的に、疾病性として挙げられるものには、過換気発作、緊張型頭痛、めまい、胃炎の増悪

といった心身症状と、不眠症、適応障害、不安障害、うつ病、依存症候群（アルコールなど）といった疾患があります。一方、事例性としては、体調面では、睡眠・食欲の変化、疲れやすさ、体調不良の訴えが増えるなどが、行動面では、集中力の低下、休日明けに特に不調だ、口数が少ない、ホウレンソウ（報告・連絡・相談）や挨拶ができない、細かいことにこだわりすぎる、不機嫌・怒りっぽいなどが見られ、勤務にさまざまな支障を来すこと、と理解できます。

　この２つの視点から、不調者の「今、ここ」（状態像）について考えることが、ケアの方針を立てる場合や就労可否の判断の際に重要です。ただ、産業保健スタッフ間や社内関係者、主治医など外部機関との連携においても、不調者の「今、ここ」については、たとえば「抑うつ的だ」などの疾病性表現（症状、疾患名）が先走りしないほうがよいでしょう。むしろ、具体的に「普段は快活なのに、この２週間は元気がなく、ミスも増えているため心配だ」といった事例性表現のほうが、関係者の専門性のレベルを問わずに理解されやすく、共有されやすいためです。連携には共通理解が必要です。具体的には、図2 に示したように、症状（疾病性）と職業生活上の不調（事例性）とが、どのように相関しているのか？について共有できることが肝心でしょう。今後のメンタルヘルス対策や両立支援には、疾患への理解と事業場内外の連携がカギとなると思われます。本稿の内容が、少しでも、みなさまのお役に立てれば幸甚です。

（小山 文彦）

引用参考文献

1）小山文彦. 働き方改革とメンタルヘルス：治療と仕事の両立支援を中心に. 外来精神医療. 19（2）, 2019, 50-4.
2）大月三郎. "精神医学の特徴と諸分野". 精神医学. 改訂第2版. 東京, 文光堂, 1984, 2-3.
3）ICD-10 精神および行動の障害：臨床記述と診断ガイドライン. 新訂版. 融道男ほか訳. 東京, 医学書院, 2006, 372p.
4）小山文彦. 職場復帰とリワークプログラム. 精神科治療学. 34（1）, 2019, 87-93.
5）小山文彦. "職場のメンタルヘルス, 連携のコツは？". 職場のメンタルヘルス対策 Q&A. 産業精神保健. 22 巻特別号. 2014, 70-3.

世代別の問題

 はじめに

　職場のメンタルヘルス対策を行う上で最も重要なことは、職場にはいろんな背景を持つ人がいることを理解しておくことだと思います。10代〜60代（昨今はもっと上）の働く人がいる職場において、それぞれが抱える課題はさまざまです。その背景を理解したうえで対応しないと、良かれと思ったことが逆効果だったり、不信感を抱かれてしまう可能性もあります。本稿では世代別の問題について説明し、実際の対応について紹介したいと思います。

 新入社員

　新入社員にとっては、これまでの学生生活と違い、新しい職場・人間関係・業務内容などによる環境の変化や、入社前の仕事へのイメージと入社後に直面する現実とのギャップといったものがストレスを生む背景となっていることが多いようです。さらに、新型コロナウイルス感染症（COVID-19）の対策により、リモートワークや在宅勤務が導入されたことで、従来とは異なる環境下で仕事をしなければならず、キャリア形成において先の見えない不安を抱える新入社員も少なくありません。このような非常に複雑な背景を理解して対応することになります。

抱えている悩み、不安と恐れ

　最近の新入社員が抱える悩みのトップ3に、「想定以上にできない自分にショックを受け、自信を喪失した」「周りにどう思われているかが不安で、自分を出せなかった」「与えられた仕事の意味ややりがいが感じられず、やる気が出なかった」ことが挙げられるようです。社会人になれば、どれほど優秀な成績をおさめた学生であっても、ゼロからのスタートです。業務をこなせるだけのスキルや実力がないため、これまでの経験を十分に活かせないことに不安を抱える人や、社会人としてのビジネスマナーがわからないことから、職場での人間関係でうまく立ち回れるのか、不安を強く感じる人も少なくありません。

　彼らはやる気や能力を十分に備えていますが、教育方針の変革が叫ばれた時代に育ったこと、また、今の日本の職場環境は、彼らが学生時代までに経験してきた、多様性があり自由にコラボレーションできるような新しい価値観に比べれば、まだ古い価値観が残っていることがあり、彼らはそれに対する不安と恐れを抱いているようです。また、新入社員

にとって、上司や先輩に相談したり話しかけたりすることは心理的負担感が大きく、「迷惑をかけたくない」「こんなことを聞いてダメだと思われたりしないか」など、人からどう思われるかということを過度に意識し、以前と比べて「ほうれんそう（報告・連絡・相談）」が起こりにくい傾向があるようです。

　それに対して上司や先輩が「新人は何も言ってこないから大丈夫だ」と思っていたら、実際には本人がとても困っていたり、この先やっていけるのかと不安に陥っていたりする恐れがあります。このような彼らに対し、「何かあったら相談して」といった受け身の関わり方をすることは、非常にリスクがあるとも言えるでしょう。また、彼らに対して「新人だから組織に合わせろ」と強制すると、委縮してしまい、実力が発揮できません。

不安解消の具体策

　一方、昨今の新入社員には「素直さ」という良い側面があります。しっかり確認や合意をしておけば、その通りに行動してくれる傾向があります。上司・先輩と新入社員とで話し合って、「こういうふうにコミュニケーションを取ろう」など、なるべく具体的に認識をすり合わせれば、良い関係が築けるでしょう。

　新入社員のメンタルヘルス不調の予防に必要なことは、新入社員が不安に感じている現状を把握したうえで、その不安を払拭するための対策を検討することであり、それが彼らに安心感と信頼感を与えることにつながります。

　昨今のテレワーク下においては、社会人としての生活に慣れる前からリモートワークや在宅勤務が続き、生活習慣が乱れ、仕事とプライベートのオン・オフの切り替えがうまくできなくなりがちです。コミュニケーション不足は、疑問があっても気軽に聞けない状況をつくり出し、心の不調を引き起こす可能性を高めます。また、長期にわたり出社しないことにより、組織への帰属意識を薄めるリスクも出てきます。さらに、目の前の上司や先輩たちの状況が見えないことで、より話しかけるハードルが高くなっています。

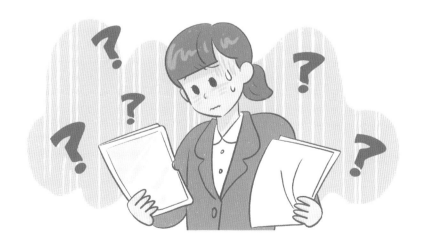

そうしたコミュニケーション不足を解消するには、具体的なルールを作ってみるとよいでしょう。たとえば、「毎日1回、状況を報告してね」「こういうふうになったら連絡してください」など、具体性があったほうが、新入社員はアクションを起こしやすくなります。「何かあったら」という抽象的な指示では行動しづらく、相手と合意が取れている状況だと思えれば不安なく連絡できると思われます。

信頼関係の構築

　見えないところで一人不安を抱え、ある日突然、いきなり診断書を提出されることは避けたいものです。こうならないよう、新入社員研修の際には、産業保健スタッフなどの相談窓口を周知し、自社で起きた事例など印象に残るようなエピソードを伝え、相談することの重要性を訴える工夫も必要だと考えます。当社では、新入社員教育時に産業保健スタッフが集合し、実際に顔を見せて印象を残し、雇い入れ時の健康診断の際に、新入社員と産業保健スタッフとの面談を行っています。このことで新入社員の不安を少しでも解消し、困ったときに思い出して「この人なら」という気持ちになれる信頼関係が築かれ、一人で悩まないことを狙っています。新入社員研修中は寮生活を行いますが、研修期間中に同期のメンバー同士が横のつながりを培うことのできる環境を作り、お互いに支え合い・助け合いができるようになると、その後のメンタル不調防止に効果的だと考えます。彼らの能力を最大限引き出すために必要な「安心感」と「信頼感」をいかに醸成していくかということがポイントになるでしょう。

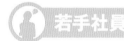 ## 若手社員

　近年、産業構造は大きく変化し、仕事内容の中心が「ものづくり」から「サービス（対人関係）」へと変化しています。これにより、以前に比べてコミュニケーションを重視する業務が増え、対人関係に伴うストレスが増加しやすいことが考えられます。若年労働者の中には、目上の人との対応に不慣れな人も少なくなく、不適応に陥るケースも多くなっているようです。

対人関係の希薄化

　また、フレックス制や裁量労働制といった個々の労働者の自由裁量部分を増やす企業や、COVID-19の影響により在宅勤務制度などを導入する企業が増えています。こうした働き方には、労働者一人ひとりの生活やペースに合わせて仕事ができるメリットがあります。しかし、業務進捗の相談がしづらく、一人で進めることに不安を感じる人にとっては、行き詰まりを感じて気分の落ち込みが生じ、自己管理がうまくできないと悩んだり、必要以上の長時間労働に陥る危険性があります。IT社会は距離と時間を大きく縮め、業務効率向上に寄与した反面、対面（リアル）でのコミュニケーションは減少します。若手社員は、携帯端末（スマートフォンなど）によるネット交流重視の環境の中で育ってきており、対

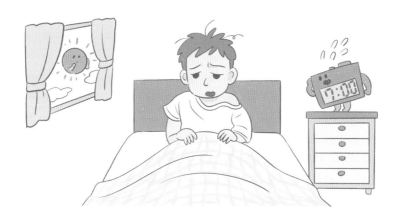

人関係の経験が少ないまま社会に出る人が、今後ますます増加していくことが予想されます。これが、社会全体に対人関係の希薄化が進む要因にもつながっていると思われます。

若年うつの特徴

　20～25歳の若年期はうつ病の好発年齢の一つであるといわれていましたが、近年では、30歳代のうつ病者も急増しているようです。若年者全般によく見られる特徴的な精神疾患として、以下に示すものが挙げられます。

荷下ろしうつ

　本当に大変な時期はなんとか頑張れますが、それが解決・解消したりすると気が緩み、調子が悪くなってしまいます。次のプロジェクトに移ろうとしたときに、なかなか気分が乗りません。とくに大きなプロジェクトが終了した後などは、うつ状態に陥る一つの危ない時期だと考えられます。

燃え尽き症候群

　元来は人一倍活発に仕事をしていた人が、何らかのきっかけで、無気力、抑うつ、落ち着きのなさといった抑うつ状態に陥ってしまいます。従来は看護師や介護者が自己の無力感に苛まれる現象として注目されていましたが、最近は深刻な経済情勢を前に個人の限界を感じ、無気力に陥る労働者も出てきているようです。

昇進・昇格うつ

　昇進・昇格による責任範囲の増加、仕事の質が高まることへの不安や自信のなさから生じる気分障害です。昇進などは、周りから見れば喜ばしいと思われることでも、若年労働者は責任を持つことに対して過度に身構える傾向にあるため、昇進試験の準備段階でうつ病を発症するケースも見られます。当社においても、生産現場の監督者昇任試験の準備段階で自信をなくし、うつ状態になるケースが毎年数例見られます。職場としては、組織の継続発展のため昇任してほしいという気持ちが強い反面、若手社員はその気持ちについていけないまま準備を始めることで、急に不安になることが考えられます。

自信のなさから起こるうつ状態

これらのほかにも、性格が未熟で他罰性が強いことが影響しているうつ病も以前から挙げられています。うつ病になったのは自分に問題があるのではなく、会社や上司のせいだと訴えるタイプです。こうしたタイプのうつ病の中には、休業中に遊びに行ったり、SNSで自分の近況を取り上げたりするので、「だったら仕事もできるだろう」と職場復帰させると全然できない、といったことでまた休んでしまいます。職場からすれば、首をかしげたくなる状況に見えますが、彼らは仕事という責任から回避されたから元気になっただけで、それを受け止めるだけの自信はついていないことが多いようです。このようなケースでは、リワークプログラムに参加し、他者との交流をする中で自己を振り返り、他罰的な傾向があったことに気づくとともに、ストレス対処法を身につけ、自信を持つことが安定した職場復帰につながります。職場の年長者とは価値観も表現方法も異なるため、こうしたうつ病の状態もあるということを知っておくと、適切な対応につながると考えます。

セルフケア教育と家族のサポート

若手社員に対しては、入社後一定期間（3年程度）経過後や異動・転職など、ストレスを感じやすいタイミングにおいて、セルフケア教育を行うことで、メンタル不調の防止に効果が期待できます。また、職場の産業保健スタッフが「そばにいるよ」ということを常に周知することで、彼らの目に留まり、安心感を与えることができれば、さらによいでしょう。相談されたら、よくある相談事例を紹介したり、相談することで不利益は生じないことをアナウンスするなど、安心して相談できる工夫が必要です。

若手社員のメンタル不調による休業において、家族のサポートの有無は、その後の回復や安定した就労において非常に重要です。一方で、未婚者の場合は両親に知られることを嫌がり、一人で療養するケースも珍しくありません。生活リズムを整える上では、家族と同居して食事をしっかりとることのほうがリズムは作りやすいことは明らかですが、個人の事情も影響するため深入りはできません。そのため、本人の休業中の状況を確認する際には生活状況についても尋ね、家族のサポートが得られるように勧めることも一つの方法だと思います。こうして素直に自分を受け入れることができるようになり、家族のサポートが得られた人は、その後の就業継続にもつながっていきます。

 中堅社員

入社後数年が経過し、担当業務も一人前に行えるようになると、業務の管理を一任されたり、グループをうまくまとめて仕事の成果を出していくような業務が増えていきます。これまでは、一担当者として与えられた業務を行うことで済んでいたものが、責任や周囲からのプレッシャーを強く感じながら仕事を進めていくことになります。

責任増大への不適応

　たとえば、当社で起きたケースでは、生産現場のライン設計技術職として生産ラインの製造設備（加工機械）レイアウトの一担当者であったのが、やがて製品プロジェクト全体の進捗にも気を配り、適切なタイミングで上司へ報告・連絡・相談し、うまく進めるために後輩や部下に対する指導も必要になり、社会性、想像力、問題解決能力、より高度なコミュニケーション力が求められるようになります。これまではがむしゃらに業務に取り組むことで解決できていたことが多かったとしても、同じやり方で取り組むと壁にぶつかってしまいます。業務の進め方には駆け引きを求められる場合もあるということがなかなか理解できず、「自分はこの仕事に向いているんだろうか」「自分は本当に役に立っているのだろうか」「実は成長できていないのではないか」といったふうに、個人の能力や特性と求められる能力に悩みを抱え、不安や憂うつな気分になり、不適応を起こしてメンタルヘルス不調に陥るといった適応障害事例を多く認めます。

子育てや介護との両立

　中堅社員は、ライフステージにおいて子育てや介護と仕事を両立していく世代でもあります。2017年10月1日に施行された改正育児・介護休業法においては、最長2歳までの育児休業延長が可能になり、子どもが生まれる予定の人には育児休業などの制度を知らせることと、育児目的休暇を導入することが事業主の努力義務とされました。しかしながら、内閣府の「仕事と生活の調和（ワーク・ライフ・バランス）レポート2019」によると、育児休業取得率は、女性は8割台で推移している一方で、男性は6.16%（2020年度）と、ここ数年で見ると上昇傾向にあるものの、まだまだ低水準の状態が続いています。また、育児休業を利用しなかった人の、育児休業制度を利用しなかった理由は、「男性・正社員」では「会社で育児休業制度が整備されていなかった」が27.5%、「育児休業を取得しづらい雰囲気だった」が25.4%、「業務が繁忙で職場の人手が不足していた」が27.8%となっており、女性に育児や家事の負担がかかっていることが見て取れ、その負担感がメンタルヘルス不調やその後の離職につながると考えられます（**図1**）[1]。

　介護と仕事の両立においては、親に健康上の問題が発生したときに急に負担感が増え、病気によっては必要な介護の度合いが変化していくため、仕事との両立はさらに難しくなります。介護を機に離職した人に仕事を辞めた理由を聞くと、「仕事と『手助・介護』の両立が難しい職場だったため」が59.4%で最も多く、次いで「『手助・介護』をする家族・親族が自分しかいなかったため」が17.6%、「自分の心身の健康状態が悪化したため」が17.4%という結果でした（**図2**）[1]。

　職場において、子どもの話はできても、自身の親の介護について話す機会は少ないものです。そのため、自分一人で抱え込んでしまい、不眠や介護疲れが続くことで抑うつ状態になるなど、メンタルヘルス不調として症状に現れます。不調が生じ仕事のミスや休業が

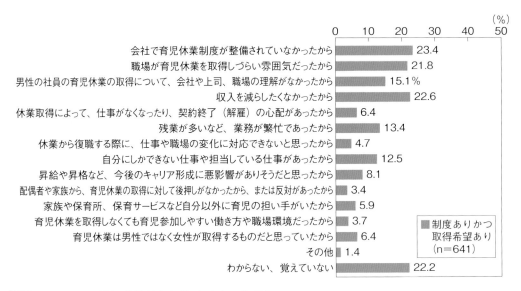

図1 男性正社員が育児休業制度を利用しなかった理由 (文献1より転載)

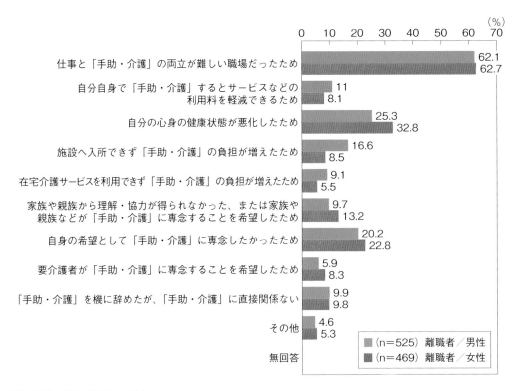

図2 介護を機に離職した理由 (文献1より転載)

目立つようになって介護の現状が話題になり、周囲も気づくということも珍しくはないようです。少子化、核家族化が進んでいる日本においては、社会的資源の活用は必要不可欠だと考えますが、子にとって親が老いていく現状を見ることは受け入れづらく抵抗感があり、周囲への相談もためらってしまうため、対応が遅れてしまいます。また、どこに相談してよいかわからず、福祉のネットワークなどもあるのに活用できていないことも多いと思われます。

相談しやすい環境づくりを

　中堅社員は、会社の中では業務の幅が広がり、実質的な業務を進める中心的な役割を担います。その一方で、子育てや介護と仕事を両立していくことへの負担を感じている人も少なくなく、多くの苦労や葛藤を抱く傾向があると考えられます。この年代は自身が病気になることはまだ少ないので、自分から産業保健スタッフへ相談に来ることはほぼありません。職場巡視などの機会を通じて顔がわかる関係を築くことや、可能であれば健診結果をもとに保健指導を行う機会を利用してプライベートの部分まで踏み込んで話をしてみることなどで、相談窓口の敷居を低くし、相談に来たときは傾聴し、その苦悩を聞き出せるようになるとよいでしょう。また、育児や福祉の知識も得ておけば、適切なアドバイスができるようになり、人事担当者などと連携することで、会社のしかるべき相談窓口を紹介するなど、本人に寄り添った対応が可能になると思います。

高年齢社員

　日本の生産年齢人口（15〜64歳）は、1995年をピークに減少が続いています。2015年の国勢調査の結果によると、生産年齢人口は7,629万人であり、2060年には4,793万人にまで減少すると推計され、少子高齢化は現在の日本が抱える大きな問題となっています（図3）[2]。その中で、高齢者の就労促進の一環として、「高年齢者等の雇用の安定等に関する法律の一部を改正する法律」（改正高年齢者雇用安定法）が2013年4月より施行されました。この法改正は、継続雇用制度の対象となる高年齢者について事業主が定める基準に関する規定を削除し、高年齢者の雇用確保措置を充実させることを狙っています。これを受けて、各企業において再雇用制度の導入が進みました。

企業にとっての大きな課題

　企業においては、高年齢社員が活力を失わずにその能力を十分に発揮し、若手社員に対して自らの経験や技能を伝えることができれば、むしろ若手世代の労働能力の向上にもつながります。一方で、高年齢社員に対する健康管理のあり方を問われることとなり、こちらも大きな課題となっています。総務省の就業構造基本調査（2017年）において、高年齢者が就業を継続する理由の一位は「健康を維持したい」（約21.9%）であり、「収入を得る必要が生じた」（約18.7%）を上回っていました。高年齢者にとって、健康維持は大き

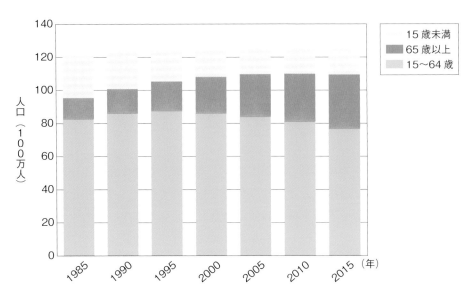

図3 年齢別人口の推移（文献2より転載）

なモチベーションの一つとなっており、企業側もこの点を重視して、高年齢社員の受け入れに取り組む必要があります。

　当社のケースですが、50代後半の男性社員で、本人は長らく工作機械を使って製品の部品加工作業を行っていたところ手首を痛め、整形外科主治医から腱鞘炎との診断で休業するよう指示が出されました。療養後の職場復帰において、管理監督者が、身体に負担のかからない、より軽い部品を扱う作業への配置転換を指示したところ、指示を受けた本人が内向的な性格であったこともあり、管理監督者に配置転換となった意図を聞き返せず、「定年間際に戦力外通告を受けてしまった。自分は会社にとっていらない人間であるに違いない」ととらえてしまい、その後に抑うつ状態のメンタルヘルス不調による休業となってしまったということがありました。

加齢に伴う変化

　加齢に伴う変化として、目が見えにくい、耳が聞こえにくい、手が震える、筋力や体力が落ちた、疲労がなかなかとれないといった身体機能の衰えや、新しいことを覚えこむ能力（記銘力）や、少し前のことを記憶する能力（短期記憶）の低下を感じるようになり、高齢社員は、それらを仕事上のミスや能率低下として自覚するようになります（すでに持っている経験や知識に基づく情報処理能力は影響を受けにくいと言われます）。また、高血圧、脂質異常症、糖尿病などの生活習慣病の悪化、脳血管障害や心疾患などを患っていると、安全配慮義務の観点から就業制限（配慮）の対象となることがあり、与えられる業務が制約されることもあります。

　さらに、新しい技術・機器への対応、待遇・処遇の変化（シニア契約への切り替わり、給与が下がる一方で業務は変わらないなど）、定年後の生活に対する不安、コミュニケーションの世代間ギャップといったことに悩み、高年齢社員は急激にモチベーションを失ってしまいます。中には人が変わったかのように休みがちになる、若い人と同じ空間にいることを避け職場で孤立してしまう、ストレス解消の手段となっていた飲酒やギャンブルを繰り返して依存傾向が強くなる、会社への不満を口にすることが増えるといった周囲への影響まで懸念される事例が少なくありません。

自身の健康と働き方を見直す機会を

　仕事を進めるための技術や知識については、すでに一定のレベルまで獲得しているものの、周囲から特段に求められるものや挑戦する機会が減ってしまうと、ますます職場での自分の存在価値を見出しにくくなり、モチベーションの低下はもとより自信を喪失してしまい、立ち直れなくなってしまいます。そうなる前に、高齢社員自身が自分の健康と今までの働き方とを見直すきっかけが必要であり、周囲もその変化を温かく受け入れる環境づくりが必要だと考えられます。

　当社では、59歳の社員に対して、定年（60歳）以降の健康づくりに関する、保健師による講習が組まれています（ライフプランセミナーと呼んでいます）。講習にはシニア契約になったときの物事のとらえ方やストレス対処についての内容を盛り込み、問題意識を持ってもらうことと、困ったときには産業保健スタッフに相談してほしいことをお話しするようにしています。これまで実感のわかなかった社員も、話を聞いて他人事と思えなくなり、相談に来るケースも少なくありません。

 女性社員

　女性就労者数は2004年の2,616万人から、2017年は2,859万人と約250万人増加しており、就労者に占める女性の割合も43.7％と、男女比も近づいています。1986年に男女雇用機会均等法が施行されてから約35年が経過し、2015年に成立施行された女性活躍推進法など女性の社会進出を後押しする法律の成立も加わって、女性の社会進出に関する行政の後押しが進んでいます。その一方で、2019年の女性活躍推進法改正に見られるように、企業に女性労働者における数値目標を定めることを義務付けるなど、女性活躍にはまだまだ多くの課題も残っていることがうかがわれます。

女性特有の健康問題

　国内の就業年齢において、気分障害で治療を受けている人口が女性は男性よりも1.41倍多く、そこには身体・生物学的要因だけでなく、心理・社会的要因が絡んでいると考えられています。うつ病の生涯有病率は女性10〜25％、男性5〜12％とされており、女性のほうが2倍高い傾向にあります。女性とうつ病との生物学的側面においては、とくに性ホ

ルモンの関与が大きいようです。女性ホルモンの変動が心身に与える影響は大きく、うつ病発症や経過に作用すると言われ、月経前の気分の不安定性、抑うつ気分や不安、興味の減退などが出現し、月経開始に伴い軽快してゆく「月経前不快気分障害」、産後 4 週以内の周産期に発症する「産後うつ病」、更年期に抑うつ気分、焦燥感、睡眠障害などを呈する「更年期障害」や「更年期発症のうつ病」といったように、女性ホルモンの変動期にうつ症状が悪化するケースは少なくありません。

働く女性のストレス

　労働人口における働く女性の割合は増える一方で、心理的側面と社会的側面としての課題も、男性以上に影響があるようです。働く女性の業務上のストレス因としては、①職場の人間関係、②公平性の 2 つが大きく影響していると言われており、①については働く女性の 48.6％が「職場の人間関係の問題」に強い不安、悩み、ストレスを感じています。男性は「仕事の質」「仕事の量」「人間関係」がいずれも 30％台で分散しており、働く女性は業務そのものよりも職場の対人関係にストレスを感じやすく、さらにそれがうつ病などの精神障害の発症につながりやすいという特徴があるようです。②の「公平性」においては、内閣府の調査で、職場の男女の地位について「男性のほうが優遇されている」と感じている人は 57.7％に上ることがわかっており、男性優位の職場環境の根深さが影響し、男女の管理職比率や賃金における格差といった問題も背景にあると考えられます。

　働く女性は仕事と家庭の両立を余儀なくされるうえ、職場以外にも家庭や地域など複数の領域において役割を担うことが多く、広範囲にわたる多くの役割に伴って起きる対人ストレスも、働く女性のメンタルヘルスに与える影響の一つであると言えるでしょう。

　同じ働く女性の中でも、年齢が若い、最終学歴が高専卒あるいは中卒・高卒である、未婚である、子どもがいない、本人や配偶者の年収が低い、実家や義理実家と同居である、体力がない、経済状態に余裕がない、時間のゆとりがないといった背景を持つ人ほど、悩

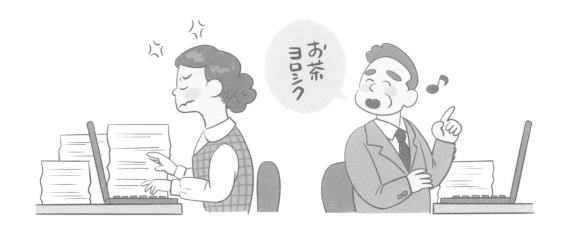

みが大きい傾向にあるという調査結果も報告されています。職場の状況に目を向けると、ハラスメントを告発しにくい閉塞感のある職場や、長時間労働を黙認するような旧慣習の残る職場では、悩みが多い傾向にあるようです。一方で、男女平等の認識が浸透しており、長時間労働の是正や両立環境が整っているといった働き方改革などが着実に進んでいる職場では、悩みがある割合は少なく、いきいき働くことができる人が多いようです。

業種別の影響もあるかと思われますが、当社は男性社員中心の製造業で、女性社員の比率は10%程度で、職場において意見など声として上がるケースは少ないことが多く、女性保健師との職場巡視時に女性社員に声をかけてみてはじめて職場の問題点が浮き彫りになるケースも少なくありません。

ストレスを軽減する環境づくり

働く女性が増える中では、悩みやストレスの軽減という観点からも、ワーク・ライフ・バランス対策を進めることは重要であり、女性の労働・生活実態を踏まえたうえで、個々の生活状況や心理・行動特性に応じた対応が必要だと考えます。職場環境改善についても、その手法や効果については性差を意識し、慎重に検討することが望ましいでしょう。悩みを増やす要因としては家庭の影響も大きく、男性の育休促進など、職場だけでなく家庭の環境も整うような対策を進める必要もあるでしょう。

とくに、働く女性はハラスメントの被害者となるケースも多いため、男女雇用機会均等法や、女性活躍総合推進法によるハラスメント防止対策（大企業は2020年、中小企業は2022年から）には、今後ますます期待がかかります。

多くの役割を担うことによるストレスの軽減のためには、多様なニーズに対応し、公的機関を含め、外部機関（EAPや地域産業保健センターなど）への紹介や連携も重要です。事業所内の産業保健スタッフに相談しやすい体制を整えることは言うまでもありません。

 中途採用者

総務省統計局の資料で転職者（就業者のうち前職のある者で、過去1年間に離職を経験した者）数の推移を見ると、リーマン・ショックの影響で2008～2010年までは減少したものの、その後は堅調に増加して2019年には351万人となって2002年以降で過去最多に転じました（図4）[3]。転職者比率（就業者に占める転職者の割合）を年齢階級別に見ると、総数に比べて水準の高い15～24歳および25～34歳では近年ほぼ横ばいで推移していましたが、2019年は前年に比べて大きく上昇し、2008年以来の水準となりました（図5）[3]。35歳以上の階級では緩やかな上昇傾向が続いており、とくに55～64歳および65歳以上では2019年に過去最高となるなど、転職者の割合は増えているようです。

転職者の離職理由を見ると、事業不振や先行き不安などの「会社都合」により離職した人は、リーマン・ショックの翌年の2009年に大きく増加しましたが、2013年以降は減少

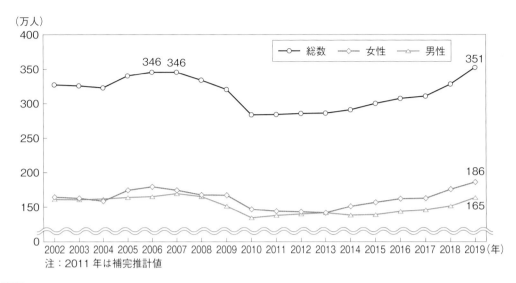

（万人）

注：2011年は補完推計値

図4 転職者数（就業者のうち前職のある者で、過去1年間に離職を経験した者）の推移 <small>（文献3より転載）</small>

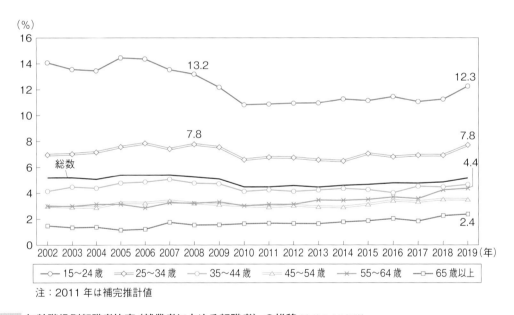

（%）

注：2011年は補完推計値

図5 年齢階級別転職者比率（就業者に占める転職者）の推移 <small>（文献3より転載）</small>

傾向で推移しています。一方で、「より良い条件の仕事を探すため」は、2013年以降増加傾向で推移しており、2019年は127万人と、2002年以降で過去最多となっており、新たな労働条件や働きやすい環境を求めて転職する傾向が強まっていることがわかります（**図6**）[3]。企業にとって、中途採用者から自社にない知識やノウハウを取り入れること、急な欠員に

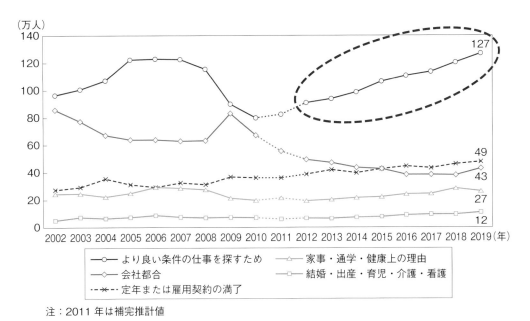

注：2011年は補完推計値

図6 **前職の離職理由別転職者数**（文献3より転載）

伴う人員補充、新規プロジェクトの立ち上げのための人員補強を目的として、即戦力を求めることが多いようです。

ネガティブな転職理由？

当社では、中途採用者に対し、入社後の集団健康教育を行うとともに、入社後3カ月後をめどに産業医による15分程度の短時間ヘルスインタビューを実施し、企業内での健康支援活動の紹介、雇い入れ時健康診断結果の振り返り、過去の病歴や日常の生活スタイルなどの聴取を行います。そのほか、本人の了解のもと、転職した背景についても伺うことにしています。

転職した背景には、非正規雇用からの正規登用や、家族の事情で首都圏で就職していた人のUターン、結婚などの私的事由もありますが、前職での時間外労働が多くついていけない、仕事内容が自分に向いていなかったと感じる、職場の人間関係の悪化などの理由も少なくありません。ライフイベントや自身のキャリアについて、ネガティブな理由で転職をしている場合が少なからずあります。そういった人は、転職先での新たな環境になじめず、不安を抱えながら仕事を続け、ミスを出したり思ったような成果を上げられなかったとき、著しく自尊心が低下し、メンタルヘルス不調に陥る場合がしばしばあります。

本人が、採用時に思い描いていた職場環境や業務内容と実際とのギャップに戸惑う中、周囲も「経験があるだろうからすべて伝えなくても業務をこなせるだろう」と決めつけて

しまうと、本人にとっては不安な環境の中でプレッシャーを感じることになり、ますます相談しづらい関係になります。中途採用者にとっては、新卒採用者のように「経験したことがありません」「勉強不足ですみません、教えてください」と言うことは、これまでのキャリアやプライドを自ら否定してしまうように感じるため、「わからないことは聞いてほしい」と周囲から言われても、なかなか聞きづらいのが本音のようです。

　中途採用者の受け入れにおいては、これまでの労働背景が異なることに留意し、受けてきた教育や価値観について都度共有して認識をすり合わせておくと、お互いの信頼関係の構築に役立ちます。そのうえで、その人がどんなときに悩むのか、どんなときに協力してほしいのかといった勘所を押さえておくことは、管理者が日常業務におけるマネジメントを行ううえでも重要であり、本人自身が期待している成長にもつながり、満足度が高まることと思われます。

（益田 和幸・西 賢一郎）

引用文献 (2021 年 1 月 25 日アクセス)
1) 内閣府「生活と仕事の調和」推進サイト. 仕事と生活の調和（ワーク・ライフ・バランス）レポート2019 ワーク・ライフ・バランスの希望を実現：多様な個人の選択が叶う社会へ. 2020.
http://wwwa.cao.go.jp/wlb/government/top/hyouka/report-19/zentai.html
2) 総務省統計局. 平成 27 年国勢調査 就業状態等基本集計結果. 2017.
https://www.stat.go.jp/data/kokusei/2015/kekka.html
3) 総務省統計局. 統計トピックス No.123. 増加傾向が続く転職者の状況：2019 年の転職者数は過去最多. 2020.
https://www.stat.go.jp/data/roudou/topics/topi1230.html

参考文献 (2021 年 1 月 25 日アクセス)
桑原正義. イマドキの新人に「何かあったら相談して」と言ってはいけない理由. DIAMOND online, 2020 年 9 月 16 日.
https://diamond.jp/articles/-/248328
菅野由喜子. 事例に学ぶメンタルヘルス 24：事例「新入社員への対応のポイントを教えてください」. 産業保健 21. 84, 2016, 20-1.
https://www.johas.go.jp/Portals/0/data0/sanpo/sanpo21/sarchpdf/84_mental_20-21.pdf
働く人のポータルサイト こころの耳. 若年労働者へのメンタルヘルス対策：セルフケア・ラインケア・家族との連携など.
https://kokoro.mhlw.go.jp/youth/
厚生労働省. 高年齢者雇用安定法の改正：「継続雇用制度」の対象者を労使協定で限定できる仕組みの廃止. 2012.
https://www.mhlw.go.jp/seisakunitsuite/bunya/koyou_roudou/koyou/koureisha/topics/tp120903-1.html
総務省. 就業構造基本調査. 2017.
https://www.e-stat.go.jp/stat-search/files?page=1&layout=datalist&toukei=00200532&tstat=000001107875&tclass1=000001116995&stat_infid=000031735812
総務省. 労働力調査. 2017.
https://www.mhlw.go.jp/bunya/koyoukintou/josei-jitsujo/dl/17b.pdf
水野康弘ほか. 働く女性のうつ病と自殺. 産業精神保健. 23（特別号）, 2015, 50-5.
提言 働く女性の健康確保を支援するために. 日本産業衛生学会政策法制度委員会 2018.
厚生労働省. 平成 29 年（2017）患者調査.
https://www.mhlw.go.jp/toukei/saikin/hw/kanja/17/index.html
久我尚子. 働く女性のメンタルヘルス：何より経済・体力・時間の余裕のなさが悩みやストレスを増やす. 若いと独身、40 代以上は既婚者で悩みは多い?. ニッセイ基礎研究所. 2019 年 2 月 20 日.
https://www.nli-research.co.jp/report/detail/id=60934?site=nli

Memo

メンタルヘルス対策の法的根拠

労働安全衛生法とメンタルヘルス対策

　健康診断の実施を含め、産業保健活動の大半は、労働安全衛生法令を法的背景としています。労働安全衛生法（以下、安衛法）の条文を見ると、その多くが「事業者は○○しなければならない」あるいは「事業者は○○するよう努めなければならない」と、事業者を主語にしていることがわかります。産業医や産業看護職などの産業保健スタッフは、事業者に代わって産業保健活動をしていることになります。職場で行われるメンタルヘルス対策も、通常は産業保健活動の一部ですから、同様のことが言えます。

メンタルヘルス指針

　「労働者の心の健康の保持増進のための指針」（以下、メンタルヘルス指針）は、職場で行われるべきメンタルヘルス対策の全体像が示されたものとして重要ですが、「労働安全衛生法第70条の2第1項の規定に基づき、同法第69条第1項の措置の適切かつ有効な実施を図るための指針として、事業場において事業者が講ずる労働者の心の健康の保持増進のための措置（以下「メンタルヘルスケア」という）が適切かつ有効に実施されるよう、メンタルヘルスケアの原則的な実施方法について定めるもの」とされています。安衛法第69条第1項の文末は「……努めなければならない」です。したがって、メンタルヘルス指針の内容に沿った対策を推進することが事業者の努力義務となっていると言えます。

　ところで、安衛法第69条は、「労働者に対する健康教育及び健康相談その他労働者の健康の保持増進を図るため必要な措置を継続的かつ計画的に講ずる」こと、すなわちセルフケアへの働きかけを中心とした健康障害の第一次予防に該当する活動を規定するものであり、職場環境改善などを含み、また職場復帰支援などの第三次予防までの幅広い活動を含むメンタルヘルス指針とは距離があるように感じられます。これについては、メンタルヘルス指針を事業者の努力義務とするために関連づける適切な条文がほかになかったことによるものと推察されます。

健康保持増進指針

　メンタルヘルス指針と同じ関係づけをされている指針がもう一つあります。「事業場における労働者の健康保持増進のための指針」（健康保持増進指針）です。健康保持増進指

針は、労働者の健康の保持増進が初めて記された 1988 年の安衛法改正に合わせて示され、以後改正を繰り返して、最新版は 2020 年 3 月 31 日付のものになります。

　健康保持増進指針の建付けは、当初労働者全員に対して、「健康測定」と名付けられた生活習慣のゆがみやストレスの高まりなどの不健康状態を評価し、その結果に基づいた「運動指導」「（産業）保健指導」「栄養指導」「メンタルヘルスケア」を実施するもので、トータル・ヘルスプロモーション・プラン（THP）と命名されました。しかし、現在は当該指針の中に THP という表現は見られず、示されている活動も「健康測定」が除かれた自由度の高いものになっています。この理由としては、事業場の自律的な活動を求める（認める）方向転換を図ったことに加えて、メンタルヘルスの領域に関してストレスチェックとの整合性がわかりづらくなっていたことが挙げられるでしょう。

　健康保持増進指針のメンタルヘルスケアは、「積極的な健康づくりを目指す人を対象にしたものであって、その内容は、ストレスに対する気付きへの援助、リラクセーションの指導等」であり、その実施にあたっては、メンタルヘルス指針を踏まえて、集団や労働者の状況に応じて適切に行われる必要があるとされています。また、健康保持増進措置として、メンタルヘルスケアとともに、運動指導、保健指導などを含めた取り組みを実施することも求められています。

ストレスチェック制度

　ストレスチェックは、条文では「心理的負担の程度を把握する検査」となっており、安衛法第 60 条の 9 に定められています。主目的は、メンタルヘルス不調の第一次予防です。メンタルヘルス不調は、メンタルヘルス指針で定義されており、精神障害に限定されない、その予備群を含んだ広い概念であることに留意が必要です（表1）。

　ストレスチェックの実施は事業者の義務となっていますので、努力義務であるメンタルヘルス指針に沿った活動よりは、位置づけとしては重くなっています。しかし、メンタルヘルス指針にも示されているように、ストレスチェック制度はメンタルヘルス対策の一部であり、それ単独というよりも、ほかの活動と併せて効果を上げるものと考えるべきです。

　労働安全衛生規則により、ストレスチェックの質問項目は、仕事のストレス要因、心身のストレス反応、周囲のサポートの 3 領域に関する事項を含む必要があります。性格検査、希死念慮に関する事項、うつ病検査（うつ病のスクリーニングテスト）を含めるのは、制

表1　メンタルヘルス不調（メンタルヘルス指針による定義）

精神及び行動の障害に分類される精神障害及び自殺のみならず、ストレス、強い悩みおよび不安など、労働者の心身の健康、社会生活および生活の質に影響を与える可能性のある精神的および行動上の問題を幅広く含むものをいう

度の目的から鑑みて、不適切だとされています。

　ストレスチェック制度の具体的な進め方については、「労働安全衛生法に基づくストレスチェック制度実施マニュアル」（ストレスチェックマニュアル）がまとめられています。ガイドライン類としては少し大冊になりますが、これだけで全体像がわかるようになっており、本制度の実施にあたっては手元に置いて随時確認するような使い方が勧められます。

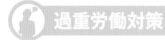 過重労働対策

　長時間労働を主因とする脳・心臓疾患およびメンタルヘルス不調の防止対策は、働き方改革関連法によって従来のものが見直されました。労働時間の上限および休日確保の明確化・厳格化、勤務間インターバル制度の普及促進、長時間労働者に対する医師による面接指導の対象者の拡幅（「高度プロフェッショナル制度」対象者、研究開発業務従事者は別枠で規定）などがそれにあたります（健康相談・保健指導・面接指導の項も参照のこと）。

職場環境の評価と改善

　安衛法の第1条は、本法の目的を記しています。その条文は「労働基準法と相まって、労働災害の防止のための危害防止基準の確立、責任体制の明確化および自主的活動の促進の措置を講ずる等その防止に関する総合的計画的な対策を推進することにより快適な職場環境の形成を促進すること」となっています。また、第3条には事業者の責任として、「単にこの法律で定める労働災害の防止のための最低基準を守るだけでなく、快適な職場環境の実現と労働条件の改善を通して職場における労働者の安全と健康を確保するようにしなければならない」と記されています。

　この「職場環境」という表現は、1992年の法改正により「作業環境」から変更された経緯を持ちます。「作業環境」に作業方法などの作業管理に該当する意味合いを含ませたものです。メンタルヘルス指針やストレスチェックマニュアルに見られる「職場環境改善」は、これに呼応していると考えられます。ですから、メンタルヘルス指針に沿った活動には、作業環境に加えて、作業のしかた、ローテーションなどへの働きかけも含まれることになります。

　さかのぼって、2000年の「電通事件」の最高裁判決では、「作業の管理」の問題が問われました。判決文には、「労働基準法は、労働時間に関する制限を定め、労働安全衛生法65条の3は、作業の内容等を特に限定することなく、同法所定の事業者は労働者の健康に配慮して労働者の従事する作業を適切に管理するように努めるべき旨を定めているが、それは、右のような危険（著者注：労働者が労働日に長時間にわたり業務に従事する状況が継続するなどして、疲労や心理的負荷等が過度に蓄積することにより、労働者の心身の健康が損なわれる危険）が発生するのを防止することをも目的とするものと解される」と

示されました。

 ## 健康診断

1 一般健康診断

健康診断は、周知のように、一般健康診断と特殊健康診断に大別できます。安衛法では、それぞれ第60条第1項、第2項および第3項で規定されています。一般健康診断では、職場において健康を阻害する諸因子による健康影響を早期発見することおよび総合的な健康状況を把握することのみならず、労働者が当該作業に就業してよいか（就業の可否）、当該作業に引き続き従事してよいか（適正配置）などを判断することを主な意義としており、労働者の健康状況を経時的変化を含めて総合的に把握したうえで、労働者が常に健康で働けるよう保健指導、作業管理あるいは作業環境管理にフィードバックしていく必要があります[1]。雇い入れ時健康診断は、当該事業所で就業する上でベースラインとなる健康状態を把握するとともに、予定の職務に就くことに問題はないかを評価することを意図しています。

健康診断は心身両面の健康を評価する必要があり、法定項目のうち、メンタルヘルス面の評価は主として「自覚症状および他覚症状の有無の調査」によって行うことになります。簡単な問診票で済まされているとしたら、見直しが求められます。

なお、この調査方法ですが、ストレスチェックとの差別化を図る必要があります。健康診断の問診において「仕事のストレス要因」「心身のストレス反応」および「周囲のサポート」の3領域にまたがる項目について点数化し、数値評価する方法でストレスの程度を把握することは、仮にストレスチェックにおいて用いることが推奨されている「職業性ストレス簡易調査票」とは異なる質問票を使用したとしても、法に基づくストレスチェックに該当するものを健康診断として実施することになるため、不適当だとされています。なお、うつ病などのスクリーニングテストは、法定外項目と見なされる可能性があるため、使用する場合には対象者の同意を得ておくことが望ましいでしょう。

2 特殊健康診断

化学物質の中には、中毒症状として精神症状を起こすものがあります。これは職業病にあたりますから、見逃されてはなりません。実際の発生は、現在では稀でしょうが、特殊健診はメンタルヘルスとは無関係でない点に注意してください。

 ## 職場巡視

職場巡視では、物理化学的環境のみならず、人の動きや仕事ぶり（不調者を含む）、職場内のコミュニケーションの様子も観察することに努めると、メンタルヘルス対策にあたって貴重な情報を得ることができるはずです。安衛法では、産業医と衛生管理者に定期的

な職場巡視が義務づけられています。保健師はその選任が義務づけられていないこともあり、（衛生管理者として選任されていない限り）職場巡視への関与は法的には不要だと言えますが、産業保健活動に従事する以上は、何らかの形で職場に出向きたいものです。

 ## 教育研修

　安衛法上、教育研修の類は、労働衛生教育と健康教育に分けることができます。労働衛生教育は、安衛法第59条で規定され、就業時と配置替え時に実施することになっています。他方、健康教育は前述したように、第69条に規定されており、主に健康保持増進に関わるものといえます。メンタルヘルスに関する教育研修は、その重要性がメンタルヘルス指針で強調されているため、健康教育の一環とも解釈できますが、その意義から見た位置づけとしては、両者の中間に該当すると言えましょう。

 ## 健康相談・保健指導・面接指導

　健康相談が安衛法第69条で規定されているのは、既述の通りです。一般健康診断後の保健指導は第66条の7に、長時間労働者に対する医師による面接指導は第66条の8、第66条の8の2、第66条の8の4に規定されています（過重労働対策の項も参照のこと）。ストレスチェックの結果、高ストレスと判断され、本人が希望した者に対する医師による面接指導は、第66条の10第3項に規定されています。

　ストレスチェックによって高ストレスと判定され、医師による面接を望まない労働者に対しては、日常的な活動の中で当該事業場の産業医らが相談対応を行うほか、産業医らと連携しつつ、保健師、看護師、精神保健福祉士、心理職が相談対応を行う体制を整備することが望ましいと、「心理的な負担の程度を把握するための検査及び面接指導の実施並びに面接指導結果に基づき事業者が講ずべき措置に関する指針」（ストレスチェック指針）に記されています（ストレスチェックの項も参照のこと）。

 ## 職場復帰支援

　メンタルヘルス不調による休職は長期にわたる傾向があり、また症状の再燃・再発による繰り返しの休業例も少なくありません。「心の健康問題により休業した労働者の職場復帰の手引き」は、メンタルヘルス不調による休業者の職場復帰が円滑に実現するよう、現場の智恵などが系統的にまとめられたものです。メンタルヘルス指針とは異なり、安衛法と直接は関連づけられていませんが、有用性は広く評価されており、民事訴訟の判決文においても引用されていますので、産業保健スタッフとしては理解しておきたいものだと言えます。

表2　精神障害が労災認定されるための要件

①対象疾病を発病していること
②対象疾病の発病前おおむね6カ月の間に、業務による強い心理的負荷が認められること
③業務以外の心理的負荷および個体側要因により対象疾病を発病したとは認められないこと

注：対象疾病とは、ICD-10第Ⅴ章に挙げられている精神障害（主としてF3［気分（感情）障害］およびF44［神経症性障害、ストレス関連障害および身体表現性障害]）

安全配慮義務

　2008年に施行となった労働契約法には、第5条で「使用者は、労働契約に伴い、労働者がその生命、身体等の安全を確保しつつ労働することができるよう、必要な配慮をするものとする」と、事業者の安全配慮義務が規定されています。労働契約に特段の根拠規定がなくとも、労働契約上の付随的義務として使用者（事業者）が負うもので「生命、身体等の安全」には、心身の健康も含まれるとされています。

　なお、労働契約法は、労働基準法を前提として、労働条件が定められる労働契約について、合意の原則その他基本的事項を定め、労働契約に関する民事的なルールを明らかにしているものであり、その締結当事者である労働者および使用者の合理的な行動による円滑な労働条件の決定または変更を促すことを意図しています。罰則規定はありません。

労災認定基準

　労働者が仕事に関連した外傷や疾病を被った場合、労災保険による補償がなされます。労災保険の仕組みについての詳細は他の解説書に譲りますが、精神障害もその主な発症要因として仕事に関する事項が明らかである場合には、労災補償の対象になります。実際に最近では年間500件ほどの補償が決定されています。

　精神障害が労災認定されるための要件を定めたものが「心理的負荷による精神障害の認定基準」です。具体的には、表2に示した3つの要件をすべて満たす必要があり、第2と第3の要件に関する評価を行うために別表が用意されています。労災認定された例では、第2の要件にあたる強い心理的負荷としてハラスメント関連の問題が多くなっており、産業保健職としても関与が望まれます。ハラスメントに関しては、別途指針が示されていますので、それらも参考になります。

（廣 尚典）

参考文献

1）廣尚典. 要説産業精神保健. 改訂第2版. 東京, 診断と治療社, 2020.
2）中央労働災害防止協会. 労働衛生のしおり. 平成23年版. 東京, 中央労働災害防止協会, 2011.

情報の取り扱い

産業保健における健康関連情報

　産業保健活動では、数多くの健康に関連した情報（以下、健康関連情報）を扱います。事業者は、労働者に対して、健康を確保するために、それに関連する情報を把握する義務を有する一方で、不必要にプライバシーが侵害されないように保護する義務を持ち、両者の均衡を図ることが必要とされています。これは、その実務を担当する産業医や産業看護職（以下、「産業保健職」）など産業保健活動に従事する者に課せられることでもあります。産業保健職には、健康関連情報の取り扱いについて、基本的な知識と細心の配慮が求められます。

　健康関連情報の中でも、メンタルヘルスに関する事項は、個人を特定できる情報で個人情報保護法の適用を受ける、個人情報の中でも機微なもので、病歴などの社会的偏見を受けやすい情報は「要配慮個人情報」に該当する、秘匿性（プライバシー該当性）が高い、また不調そのものと秘匿性の高い他のプライバシー情報とともに一塊の情報を形成している場合が多いといった点で、とくに注意を要するものだと言えます[1]。メンタルヘルスに関する情報の取り扱いが不適切であると、本人、主治医あるいは家族からの信頼を失い、産業保健活動に必要な情報を得ることができなくもなります。

健康関連情報を取り扱う場面

　メンタルヘルス対策に限定すると、産業保健職が労働者の個人情報を取り扱う主な場面としては、以下が挙げられるでしょう。

1　健康診断

　健康診断におけるメンタルヘルス面の情報は、主に「自・他覚症状の有無の検査」（法定項目）によって得られます。法定外項目としてうつ病などの精神障害のスクリーニングテストを導入していれば、それも重要な情報になります。

2　ストレスチェック

　ストレスチェックの結果（ストレスチェックの得点、高ストレス者に該当するか否か）、高ストレス者で医師による面接指導を受けた場合にはその事実、面接指導の結果（内容）およびそれをもとにした就業上の措置に関する面接担当医師の意見が健康関連情報に該当します。高ストレスと判定されたにも関わらず、医師による面接指導を希望しなかった者

に対し別途相談対応などが行われた場合には、その事実、内容も該当することになります。

3　長時間労働者に対する医師による面接指導

　至近の1カ月の時間外・休日労働が80時間を超え、疲労の蓄積があって申し出をした労働者に対しては、医師による面接指導を行うことが定められています。事業所によっては、異なった基準で面接対象者を決めているところもあるでしょう。申し出の有無、面接指導の結果（内容）、事後措置についての医師の意見が、健康関連情報に該当します。

4　健康相談

　産業医、それ以外の精神科医あるいは心療内科医、心理職、看護職などが健康相談を行うところでは、その活動を通じて、来談者である労働者の健康関連情報が得られます。また、当該労働者から他の労働者（部下など）の健康関連情報が発せられることもあります。

5　その他

　休職や各種手続きのために診断書が提出されることがあります。職場復帰支援などにおいて、職場と主治医との間で双方向性の情報伝達がなされることも少なくありません（なされるべきでもあります）。一部の業種では、医学的な就業適性（運転業務など）を評価するために特別な検査を実施しているところもあります。

　職場巡視やその他の機会にも、非公式な形で、労働者の健康関連情報を入手できます。まれではあるでしょうが、家族あるいは主治医からの問い合わせなどによって、新たな情報がもたらされるかもしれません。

　事業場外のメンタルヘルスサービス機関などに委託をして、個別相談や教育研修などを実施している事業所では、契約内容によっては、それらの外部機関によって入手された情報が産業保健職等に伝達される場合があります。

個人情報保護の基本的な考え方

　労働安全衛生法（安衛法）では、第104条で「（第1項）事業者は、この法律又はこれに基づく命令の規定による措置の実施に関し、労働者の心身の状態に関する情報を収集し、保管し、又は使用するに当たっては、労働者の健康の確保に必要な範囲内で労働者の心身の状態に関する情報を収集し、並びに当該収集の目的の範囲内でこれを保管し、及び使用しなければならない。ただし、本人の同意がある場合その他正当な事由がある場合は、この限りでない」「（第2項）事業者は、労働者の心身の状態に関する情報を適正に管理するために必要な措置を講じなければならない」と規定され、これらに基づいた措置が適切に実施されるために「労働者の心身の状態に関する情報の適正な取扱いのために事業者が講ずべき措置に関する指針」（健康情報等取扱い指針）が、2018年に公表されています。

　それまでに行政から示されてきた健康情報の取り扱いに関する主な通達、報告としては「労働者の健康情報に係るプライバシーの保護に関する検討会中間取りまとめ」（2000年）、

「労働者の個人情報保護に関する行動指針」（2000 年）、「雇用管理に関する個人情報のうち健康情報を取り扱うに当たっての留意事項」（2004 年、2017 年改正）および「『職場におけるメンタルヘルス対策のあり方検討委員会』報告書」（2006 年）（以下、これらを一括し、「先行指針等」と表現する）が挙げられます[1]。健康情報等取扱い指針は、これらによって提示された主要な事項を総括し、改めて整理したものだと言えます。

　したがって、産業保健の実務では、個人情報の保護に関する法律（個人情報保護法）をにらみながら、健康情報等取扱い指針をもとにした個人情報保護を行うことが求められることになります。健康情報等取扱い指針からは読み取りにくい事柄については、上述した先行指針等を参照するとよいでしょう。また、健康情報等取扱い指針に基づき、事業場で策定されるべき情報の取扱規程について、「事業場における労働者の健康情報等の取扱規程を策定するための手引き」が示されています。

　健康情報等取扱い指針では、健康情報を情報の性質によって 3 つに分類しています（ 表1 ）。メンタルヘルス対策に関連した事項としては、①には長時間労働者およびストレスチェックの結果高ストレスと判断された者による面接指導の申し出の有無、健康診断の事後措置についての医師の意見、長時間労働者およびストレスチェックの結果高ストレスと判断された者に対する面接指導の事後措置についての医師の意見などが含まれます。②には健康診断の結果およびその再検査の結果（法定項目）、長時間労働者およびストレスチェックの結果高ストレスと判断された者に対する面接指導の結果などが該当します。また、③に該当するものとしては、健康診断の結果およびその再検査の結果（法定外項目）、保健指

表1 心身の状態に関する情報とその取り扱いの原則

①安衛法令に基づき事業者が直接取り扱うこととされており、それに定められている義務を履行するために事業者が必ず取り扱わなければならない情報	取り扱いの目的の達成に必要な範囲を踏まえて事業者らが取り扱う必要がある。ただし、それらに付随する健康診断の結果等の情報については、②の原則に従って取り扱う
②安衛法令に基づき事業者が労働者の同意を得ずに収集することが可能であるが、事業場ごとの取扱規程により事業者らの内部における適正な取り扱いを定めて運用することが適当である情報	取り扱いの目的の達成に必要な範囲を踏まえて、事業者等が取り扱うことが適切である。そのため、事業場の状況に応じて、情報を取り扱う者を制限する、情報を加工するなど、内部における適切な取り扱いを取扱規程に定め、また、当該取り扱いの目的および方法などについて労働者が十分に認識できるよう、丁寧な説明を行うなどの当該取り扱いに対する労働者の納得性を高める措置を講じた上で取扱規程を運用する
③安衛法令において事業者が直接取り扱うことについて規定されていないため、あらかじめ労働者本人の同意を得ることが必要であり、事業場ごとの取扱規程により適正な取り扱いを定めて運用することが必要である情報	個人情報の保護に関する法律に基づく適切な取扱いを確保するために、事業場ごとの取扱規程に則った対応を講じる

（「労働者の心身の状態に関する情報の適正な取扱いのために事業者が講ずべき措置に関する指針」の表を一部改変）

導および健康相談の結果、健康診断の精密検査の結果、職場復帰のための面接指導の結果、その他疾病管理のための情報などが挙げられます。同じ健康診断や健康相談関連の情報でも、法定のものと法定外のものとでは異なる群になるわけです。なお、ストレスチェックに関する情報の取り扱いについては、「労働安全衛生法に基づくストレスチェック制度実施マニュアル」（2016 年改正）に詳細が示されていますので、参考にしてください。

 ## 情報の取り扱いの実際

　産業保健職が健康関連情報を取り扱う際の前提として、労働者が安心して自らの情報を伝えられる環境の整備が重要です。少しくだけた言い方をすれば、「自らの情報を伝えても、産業保健職は『悪いようにはしない』（不当に不利益を被ることにはならない）」といった信頼が、規程などの裏付けを伴って、事業所内に浸透している状況をつくるということです（もちろん、当該労働者の言いなりになるということではありません）。そうでなければ、必要な情報を産業保健職が入手できない事態が生じやすくなります。そのために適切な対応を行えなかった場合には、情報を提供しなかった当該労働者に非があるとは必ずしも判断されません。また、健康相談などで入手した労働者の健康関連情報は、入手した者単独でなく、ほかの産業保健職と共有し、チームとして管理（保護）するという考え方がとれます[2]。ただし、その旨を労働者に伝え、理解を求めておいたほうがよいでしょう。これらを踏まえたうえで、産業保健職が労働者の健康情報を取り扱う際には、以下の4つを原則とすべきです[1]。

①情報の具体的な取り扱いについて本人の同意を得ること

②産業保健職が情報を集中的に管理すること

③産業保健職から事業者（人事労務管理部署、上司）に情報提供をする際には、情報を適切に加工すること（面接の逐語記録などを含めた生データを提供しない）

④取り扱いに関するルールを、衛生委員会などで審議したうえで策定すること

　労働者の健康情報が本人の関知しないところで流れること、さらにはそうした疑念が労働者で生じることが起きないような仕組みづくりと、産業保健職の意識づけとが求められます。面接の中で、目の前の労働者から効率的に情報を引き出そうとして、他の労働者に関する情報をもらうような行為は厳禁だと言えます（「Aさんだって○○した」、「Bさんの場合は△△してうまくいった」など）。さらに、ある労働者（A）が、他の労働者（B）の健康情報を語った場合、それはもちろんBの個人情報ですが、Aの個人情報（「気付き情報」とも表現される）にもなる点にも注意が必要です。

（廣 尚典）

参考文献

1）三柴丈典. 労働者のメンタルヘルス情報と法：情報取扱い前提条件整備義務の構想. 東京，法律文化社，2018.
2）中央労働災害防止協会. 心の健康づくりのための心理相談担当者必携. 東京，中央労働災害防止協会，2016.

テレワークに関連する不調者への対応

はじめに

　テレワークは、1970年代にアメリカ西海岸で取り組みが始まり、日本では1980年代にテレワークの技術的検討が始まりました。その後、さまざまなニーズを通信技術の進歩が支えながらテレワークは徐々に浸透してきました。総務省による調査では、2019年時点のテレワークの企業への導入は、今後導入予定の企業を含めても3割程度でしたが[1]、新型コロナウイルスの感染拡大に伴い、2020年以降、導入は急速に進みました[2]。

　現在、総務省は、「テレワークとはICT（情報通信技術）を利用し、場所や時間を有効に活用できる柔軟な働き方」と定義し、具体的には「在宅勤務」「サテライトオフィス勤務」「モバイルワーク」の3つの形態に分けられると説明しています[1]。テレワークによる働き方改革の推進により、ワーク・ライフ・バランスの実現、人口減少時代における労働力人口の確保、地域の活性化、非常時における業務継続の確保などの実現に寄与し、勤務者はもとより、企業や社会にとってもさまざまなメリットをもたらすものとして、ますます期待されています。

　このように、テレワークにより働き方が多様化することでメリットは大きいのですが、「職場」の定義が曖昧になることで、今まで想定されていなかった新たなストレスについて考える必要が出てきました。テレワークによるメンタルヘルス不調を来さないためには、どのような対応が求められるのでしょうか。

テレワークが心身に与える影響：オン・オフの切り替えの難しさ

　テレワーク、とくに在宅勤務の導入により、これまで当たり前のように考えられていた通勤が不要になりました。職場への出勤は、規則正しい生活リズムを維持するうえでは大きな影響力があります。一日の始まりに朝日を浴びて体内時計をリセットすることは、とても大切なことですが、在宅勤務では意識的に外出し直射日光を浴びなければ、自らの体内時計を適切にリセットすることはできません。さらに、とくに大都市圏の勤務者などでは、公共交通機関を使って通勤に要する時間が片道1時間を超える場合も珍しくはなく、ラッシュアワーによる混雑も相まって、通勤により相応の運動量が確保されていました。厚生労働省の調査では、20〜64歳の日本人の平均歩数は、男性7,864歩、女性6,685歩[3]

であるとのことですが、テレワークでは、意識的に散歩などに取り組まなければ、運動量は激減してしまいます。

　運動不足は、体重増加や生活習慣病などの発症や増悪ばかりでなく、肩こりや腰痛など筋骨格系の異常の原因にもなります。職場とは違い、周囲の目を気にすることなくマイペースで活動できるため、食事が不規則になる、間食が増えるなどの食行動上の変化、喫煙量の増加や再喫煙、飲酒量の増加などが生じる懸念もあります。

　さらに、在宅勤務では、自宅という本来仕事とは切り離されるべき場所が職場となることで、仕事に伴う緊張感が漫然と続くことにもなりかねず、リラックスできる場所や時間が失われ、在宅勤務でむしろストレスを抱える勤務者も出てくるかもしれません。以上のように、テレワーク環境では、オン・オフの切り替えなどの自己管理が適切にできなくなることで、心身にさまざまな不調を来す可能性があることに留意する必要があります。

テレワークとコミュニケーション：つながっている感覚とオンラインの限界

　仕事上のコミュニケーションがオンライン中心になることで、無用な対人ストレスが軽減され、作業により集中できるなどのメリットはあるでしょう。しかし、上司や同僚の勤務の様子が直接見えないため、報告や相談がしづらく感じたり、怠けているのではないかなど、自分がどう見られているのかが気になったりして、不安を抱える人が出てくる可能性もあります。

　仕事面で本来の能力を発揮し、さらに高いパフォーマンスを維持していくためには、心理的な安定、すなわち、安心感が重要です。アメリカの心理学者アブラハム・マズローは、欲求5段階説[4]の中で、「生理的欲求」「安全欲求」に次ぐ第3階層の欲求として「帰属欲求（社会的欲求）」を挙げています。人間には、集団や組織の一員として存在することで、つながっている感覚や受け入れられている感覚を得たいという自然な欲求があるというものです。この欲求が満たされないと、人間は孤独を感じ、対人関係や他者からの評価に対する不安といった社会的不安を感じやすくなります。さらに、第4階層として「承認欲求（尊厳欲求）」があり、人間は、他者から認められたい、尊敬されたい欲求があるとしています。こうした人間の自然な欲求は、現状のテレワーク環境下で充分に満たされるものでしょうか。

　また、アメリカの心理学者であるアルバート・メラビアンは、対面コミュニケーション（face-to-face communication）には基本的に3つの要素（言語、声のトーン［聴覚］、ボディランゲージ［視覚］）があり、言語情報よりも視覚情報のほうが影響力が大きいことを示しています（メラビアンの法則）[5]。現状のテレワーク環境は、とくに言語以外でのコミュニケーション（non-verbal communication）については、技術的には未だ発展途上と

言わざるをえません。職場での何気ない笑顔の挨拶などのやり取りの中で感謝や励ましなどの思いが往来し、安心したり元気が湧いてきたりすることは誰しもが経験することです。

　少なくとも現状は、オンラインコミュニケーションだけで、勤務者の帰属欲求や承認欲求が充分満たされるとは言い難いでしょう。そればかりか、不十分なコミュニケーションのために、孤独感や支援不足を感じたり、モチベーションが十分に上がらなくなったり、結果として仕事に支障が出てしまったりすることもあるかもしれません。そのほか、コミュニケーションの限界から、チームで協力して成果を上げにくくなる場合もあり、個々に成果を出すことばかりに焦ってしまい、出社勤務よりも仕事の負荷やプレッシャーが大きくなってしまうこともあるようです。

テレワークによるメンタル不調への介入：新たな視点から見つめる

　メンタル不調の部下に対しては、テレワーク環境においても早期発見と早期介入の原則は変わりません。管理監督者がより早い段階で気づくことで、メンタル疾患の発症や重症化を防ぐことができます。

　お互い出社していれば、突発的な遅刻が目立っていないか、顔色や何気ない会話の中に変化がないかなど、普段の様子との違いを自然と把握しやすいですが、テレワーク環境では微妙な変化は把握が容易ではなく、部下を観察する際に従来とは異なる新たな視点が必要となってきます。たとえば、メールやチャットでのやりとりやオンラインミーティングでの振る舞いなどに、行動面の変化がないか意識して観察するのもよいでしょう。モチベーションややる気が明らかに下がっているようなやり取りはもちろんですが、メールの本文がいつもよりも極端に長いあるいは短い、メールの発信時間が深夜あるいは早朝が増えたなど、やり取りから感じられる些細な変化も不調の早期発見への参考になります。頭痛、

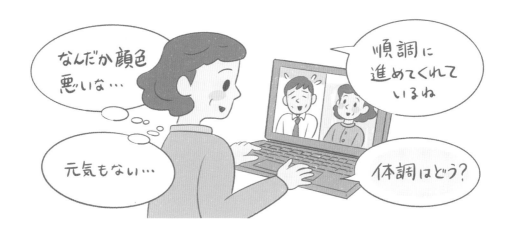

めまい、腹痛などの身体の不定愁訴は、症状が軽そうであっても聞き流さず、受診を勧めてください。

　部下の異変に気づいたときには、それがどのくらい続いているのかにも注目し、とくに睡眠障害や集中力低下、気分の落ち込み、憂うつ気分といった抑うつ症状が2週間以上続いているようであれば、メンタル不調として介入や支援が必要な場合もありますので、産業保健スタッフへの相談や、外部医療機関への受診勧奨をしましょう。とくに一人暮らしの人のテレワークでは、誰とも顔を合わせることも相談することもできずに、毎日を過ごしている場合もありますので、より慎重な対応を心がけてください。

テレワークによるメンタル不調の予防：オンラインの限界とオンサイトとの融和

　テレワーク中の部下は、管理監督者といつでも同じペースやスタンスで仕事と向き合っているとは限りません。時間外に緊急性のない電話をかけないことは当然ですが、時間外のメールについても、緊急性の高くないものは送信を保留し、翌朝や休み明けに送信してみませんか。こうした配慮は部下の心理的負担を軽減し、ひいては仕事とプライベートの境界をより明確にし、メリハリの利いた健康的な生活を送る支援につながるでしょう。管理監督者は、業務指示などのアクションを起こす前には、直接見えない部下の暮らしぶりについて想像するゆとりを持ちたいものです。

　テレワーク環境では、グループやチームといった集団のコミュニケーションの活性化にも新たな発想で取り組む必要が出てきます。目的が明確なオンライン会議だけでなく、幅広い目的を持たせたオンラインの朝礼や雑談の場なども積極的に設定してみませんか。メンバーがいつでも気軽に自己開示できるような機会を増やすことで、各人が日常的に抱えている課題や悩みも共有されやすくなり、それらの早期解決のきっかけになります。さらに、お互いの表情がわかるようにビデオはオンにして顔を見せ合うことを習慣にしましょう。仕事の進捗や成果によってはギスギスする局面もあるかもしれませんが、うれしそう、辛そうといった表情から、お互いを思いやるきっかけになります。それは、不調のメンバーへの気付き、あるいは、チームの一体感醸成や生産性向上にも寄与することでしょう。

　今まで述べてきた通り、オンラインコミュニケーションには限界がありますので、それを補完することを忘れてはなりません。たとえば、部下と月に何回かでもスケジュールを合わせて出社し、直接、仕事の相談をする、1対1でランチをする、お茶を飲みながら雑談をするなどの従来型のオンサイトコミュニケーションは、部下の近況への理解を深める上で有用です。オンラインコミュニケーションのみに固執することなく、柔軟な発想で、オンラインとオンサイトのそれぞれの長所や利点をうまく活かした、心理的に無理のないコミュニケーションを心掛けたいものです。

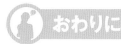 **おわりに**

　従来、働く場所と生活する場所は、一定の距離を保ち明確に分かれていました。新型コロナウイルス感染拡大に伴い、テレワークが否応なしに導入され、これらの境界が急速にあいまいになることで、新しい変化に適応障害を起こしている人もいるかもしれません。一方で、一見、テレワークに適応しているかのように見える人でも、もし、かつてのオンサイト（オフライン）で築き上げた人脈などのリソースをベースに現状のテレワークが成り立っているとするならば、今後、リソースが徐々に枯渇するとともに、次第に適応障害を起こさないとも限りません。

　テレワーク環境での個々のアイデンティティ作りや新しい人間関係の構築は始まったばかりです。新型コロナウイルス感染症が終息した後もテレワークの普及は進み、人々の仕事も暮らしも、そして、社会も大きく変貌を遂げていくことでしょう。テレワーク環境で健康と仕事の調和をどう支援していくべきか、管理監督者も産業保健スタッフも事業者もそれぞれの責任範囲や役割の再定義に向け、大きな過渡期を迎えています。

（柿沼 歩）

参考文献

1) 総務省. テレワーク総合情報サイト Telework Net.
https://telework.soumu.go.jp/
2) 厚生労働省. これからのテレワークでの働き方に関する検討会. 2020.
3) 厚生労働省. 国民健康・栄養調査結果の概要（令和元年）. 2020.
4) マズロー, AH. 人間性の心理学：モチベーションとパーソナリティ. 改訂新版. 小口忠彦訳. 東京, 産業能率大学, 1987.
5) Mehrabian, A. Silent Messages: Implicit Communication of Emotions and Attitudes. California, Wadsworth Publishing Company, 1972.

Memo

Part

1

予防のポイント

メンタルヘルス教育
（セルフケア）の内容と手段

はじめに

　新型コロナウイルス感染症が日本でも拡大して以来、長引く感染への不安を抱えつつ、新しい生活様式に対応するという環境の変化が、人々の大きなストレス要因になっています。さらに、働く世代にとっては、経済状態が不安定な中で働き方を見直さなければならず、従来のメンタルヘルス対策だけではメンタルヘルス不調者への支援が難しいという現状があります。労働安全衛生法による労働衛生施策は「場の管理」が中心ですが、とくに大企業やIT関連業種において在宅勤務（テレワーク）を導入する労働者が増加しており、事業場内で業務を行うことが減少し、現行の施策の適用が難しくなってきています。

　また、アフターコロナ時代は、集団で働くことに慣れ、組織で結果を出す働き方から、国際競争力を高め、ダイバーシティを推進するために、実際の仕事に合わせて有能な人材を採用していく方式「ジョブ型雇用」が中心になると考えられます。このような労働者が増加し、時間や場所にとらわれず成果を出す働き方が定着するようになれば、これからの産業保健活動では、より個別のきめ細かなセルフケアへの支援が非常に重要になってくると思われます。

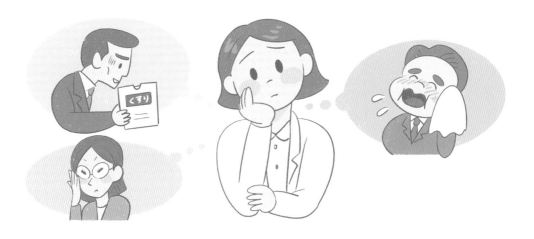

メンタルヘルス教育におけるセルフケアの基本的な考え方

　厚生労働省「労働者個人向けストレス対策（セルフケア）のマニュアル」[1]では、基本的な考え方と、セルフケア教育を効果的に行うための要点について以下のように紹介しています。あわせてポイントを解説します。

留意点

①対象者のニーズが多様である

②モチベーションが必ずしも高くない参加者が混在している

　事前に事業場関係者にヒアリングを行い、教育のターゲットを確認します。加えて、職種や事業場の特徴を事例などに反映できれば、受講者の当事者意識と動機づけが高まります。

効果的なセルフケア教育のためのポイント

①科学的根拠にもとづいたプログラムの選択

②プログラム運用上の工夫

a　到達目標の明確化

　　研修を通じて最低限身につけてほしい到達目標を参加者に対してあらかじめ明示しておくことが必要である

b　教育内容の工夫

　　対象者のニーズを事前に把握することで、参加者のニーズに応じたプログラムの実施が可能になり、プログラム参加への動機づけがより高まる

c　自己効力感向上のための工夫

　　参加者にいかに成功体験を持たせるかが重要なポイントになる

　科学的根拠に基づく内容であることが重要ですので、ガイドラインをベースに教育の形式やコンテンツを検討します。教育効果を高めるには、到達目標の明確化と受講者との共有化が必須ですので、教育前と冒頭で教育のねらいと到達点をリマインドします。行動変容を目的とすることで、具体的な目標設定やグループワークを交えて他者から学ぶ体験（社会的学習理論）が自己効力感を高め、教育効果につながります。

③実施のポイント

a　心理的ストレス反応の低減を目的としたプログラムの場合、最低2回の教育セッションと1回のフォローアップセッションを設ける

表1 メンタルヘルス教育（セルフケア）の教育内容コンテンツ例

基本的な コンテンツ	・ストレスとメンタルヘルスについての基礎知識 　ストレスとは何か、ストレスの要因、ストレスの表れ方、セルフケアの重要性を学ぶ ・ストレスの気づき方 　不調初期の兆候を学び、自分自身の過去のストレス経験などから、ストレスを感じたときに出やすい兆候を知る ・セルフケアの種類 　日々の生活で行えるセルフケアや仕事中に簡単に実践できるセルフケアを学ぶ ・自社の相談対応窓口
アドバンス コンテンツ	・メンタルヘルスとコミュニケーションの関係 　職場におけるストレス要因を知り、コミュニケーションの重要性を理解する ・自分のコミュニケーションパターンの把握 　自己分析から見えてくる自分のコミュニケーションの傾向を知る ・職場でのコミュニケーションを円滑に進めるために 　アサーショントレーニングにより、お互いを尊重したコミュニケーション技術を身に付ける ・ケーススタディ、ロールプレイ、振り返り

b　職場のメンタルヘルスの専門家、もしくは事業場内産業保健スタッフが実施する

c　労働者のストレス状況を評価する場合は、評価結果を返却するだけでなく、ストレス軽減のための具体的な方法（教育や研修）を併せて提供する

d　プログラムでは、認知・行動的アプローチに基づく技法を単独で用いるか、リラクゼーションと組み合わせて実施する（**表1**）

e　事業場や参加者の特徴・状況に応じて、提供形式（集合教育、個別教育）を選択する

f　教育セッション終了後にフォローアップセッションを設け、プログラムで学んだ知識や技術を振り返る機会や日常生活での適用を促進する機会を設ける

教育の成否には、質の担保が欠かせません。よって、以下の項目に沿って点検することが重要です。

• 教育内容に整合性をもたせる

　複数スタッフで実施する場合は、進行表（教育カリキュラム）を作成します。教育内容の整合性と内容のバランスを吟味し、教育の質を担保します。

• 適切な量の情報を盛り込む

　多くの情報を盛り込み過ぎると教育効果が減少します。可能であれば、複数回にわけてシリーズ全体として必要な情報が伝わるように教育をデザインするのが望ましいです。

• 教育コンテンツを最新にする

　教育で紹介する情報や各種データは常に最新のものを提示できるよう、継続している教育の場合は、内容をチェックしアップデートしておきましょう。

働き方の転換期におけるセルフケア教育のあり方

　前述したメンタルヘルス教育におけるセルフケアは、主に集合教育を想定した対策ですが、冒頭にも記載した通り、働き方が大きく変化した現在では、より個別のきめ細かなセルフケア教育が必要になります。また、メンタルヘルス対策のキーマンである管理職は、以前は目の前にいて部下の仕事ぶりや体調などを確認することができましたが、在宅勤務（テレワーク）やその他働き方の多様化が進んだことで、部下の情報をリアルに把握する手段が減ってしまいました。

　一方、コロナ禍を機に急速にデジタル化が進み、コミュニケーションツールとしてウェブ会議システム（Zoom、Skype for Business、Teams、Cisco WebEx Meetings など）の利用や、個別対話の際の Apple デバイス（iPhone、iPad、Mac）同士で FaceTime 機能によるビデオ通話の利用などが進み、ひんぱんにビジネスに活用されています。このデジタルコミュニケーションツールの普及に伴い、在宅勤務（テレワーク）において、従業員のメンタルヘルス不調の原因になりかねない、新たな課題が発生しています。

　日本労働組合総連合会「テレワークにおける不安感・孤独感に関する定量調査」[2] によると、テレワークを行っている従業員が抱える不安の上位は「上司や同僚から仕事をさぼっていると思われていないか不安」「上司から公平・公正に評価してもらえるか不安」（評価不安）、「非対面のやりとりは相手の気持ちが察しにくく不安」（コミュニケーション不安）となっています。上司とのコミュニケーションについて、対面と非対面（メール、チャット、電話、ウェブ会議）とを比べると、非対面のほうが報告・連絡・相談・雑談のすべてが対面と比べて行われない傾向にあるとしています。とくに相談や雑談が行われにくい傾向があり、テレワーカーの30%程度が孤独を感じているようです。また、このテレワーカーが抱える不安の3項目について、上司・同僚に対しても同様の観点から聴取を行った結果、とくに上司が、また同僚も、一定数が不安や疑念を抱えていることが明らかになりました。

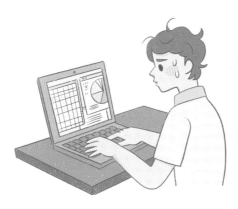

さぼっていると
思われないか

ちゃんと 評価
してもらえるのか

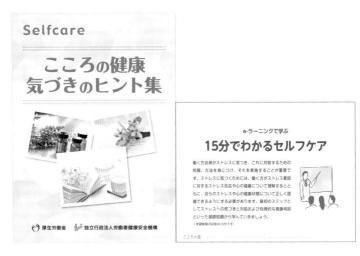

図1 厚生労働省「こころの耳：働く人のメンタルヘルス・ポータルサイト」

このように、管理職と従業員の双方への個別のセルフケア教育の必要性が示唆されており、テレワークの特性を理解し、デジタル環境下での健康意識やヘルスリテラシー向上のための情報提供を行うことや、コミュニケーションの取り方の工夫などへの助言が重要になります。

セルフケア教育を有効に機能させるための工夫

転換期の中で、個別のセルフケア教育をといっても、どのように施策を展開したらよいか迷い、想像もつかないと思う方は多いでしょう。そこで、従来の手法をひと工夫し、時代の流れに合わせた仕掛けを加えていくことで、従業員の利便性とアクセスのしやすさが向上し、教育効果を高めることができます。いくつかの事例を参考にして、企業の特性に合わせたセルフケア教育の展開方法を試してみてください。

個別セルフケア教育

厚生労働省のウェブサイト「働く人のメンタルヘルス・ポータルサイト：こころの耳」に収録されている「Selfcare こころの健康気づきのヒント集」[3] や、「e-ラーニングで学ぶ 15 分でわかるセルフケア」[4] などを活用して、従業員へアナウンスするのもよいでしょう（図1）。日頃から従業員に対して、心身両面にわたるセルフケアを促す教育資料を発信している看護職も多いと思います。身近な支援者である事業場の看護職からの発信は、その存在を理解してもらうだけでなく、親近感があり、何かあった場合の相談のしやすさなどの点で有効です。ただ、今までは紙媒体の配布や、掲示板への貼付、メールに添付して配信するといったアナログ的な手段が多かったのではないでしょうか。

　一方的な資料の提示では、こころの健康の保持・増進に興味のある従業員には見てもらえますが、本来支援が必要な従業員は、案外見ないものです。やはり資料だけでは味気なく、「人」が介在する集合教育のような効果は得られにくいという特徴があります。作成したコンテンツを確実に手元に届け、見て理解してもらう工夫として、動画の作成と配信があります。

①動画の作成

　資料を投影しながら音声での説明や投げかけを入れたり、実際に産業看護職が顔を出して資料を説明したり、ロールプレイやケーススタディを入れたりと、「人」からの発信によって視覚、聴覚を刺激することは有効です。

②動画の配信

　個別のセルフケア教育を目的とした動画配信に、社内の動画配信インフラを活用するというのも一つの方法です。最近は人材育成のための社内教育に動画配信や e-ラーニングを導入している企業が多いので、配信コンテンツ項目として加えてもらえるか交渉してみましょう。

　こうした社内インフラがない場合は、Vimeo に動画をアップするという方法があります。Vimeo は最近、教育現場などで導入しているところも多いようですが、専門知識やスキルがなくても管理画面の操作によりオウンドメディア上に動画を公開できる動画配信プラットフォームです。パスワードの設定やドメイン制限など、公開範囲を動画ごとに設定することができ、特定のユーザーのみに動画を配信することができます。無料で利用することもできますが、セキュリティ設定の利便性などを考慮して有料で年間契約する場合も、比較的安価なプランが設けてあります。

③動画配信のメリット

　こうした動画配信には、いつでもどこでも何度でも視聴できるという大きな利点があります。また、社内の ICT 環境にアクセスしにくい現場作業者であっても、個人のスマホなどから視聴ができるので、紙媒体や掲示板をわざわざ見に行かなければならないというデメリットを克服できるかもしれません。

④動画配信の留意点

　Vimeo などの動画配信プラットフォームを活用したい場合は、社内の ICT 環境やネットワークセキュリティについて、担当者に確認しておきましょう。また、導入に関しては事前にメリット、デメリットを踏まえ、社内で合意形成をしておくことが必要です。

集合セルフケア教育

　在宅勤務（テレワーク）の増加により、集合教育も急速にオンライン化しています。オンライン教育は、録画された動画を見るオンデマンド形式と、オンラインで講師と双方向でコミュニケーションを取りながら行う形式の2種類があります。社内の動画配信インフ

ラがある場合は、社内で企画、実施できますが、運営に関しては知識豊富なアドバイザーに支援してもらう必要があります。また、社内の動画配信インフラがない場合は、集合研修をオンライン研修専門の業者に委託していることが多いでしょう。

　いずれの場合も、前述のメンタルヘルス教育におけるセルフケアの基本的な考え方に沿って、事業場のニーズをヒアリングし、教育のターゲットを絞り込んでおくことが必要です。また、教育コンテンツも受講者に合わせたものを選択する必要があるでしょう。

コミュニケーションの活性化を通したセルフケア教育

　在宅勤務（テレワーク）における従業員のメンタルヘルス不調の原因として、上司とのコミュニケーションの減少だけでなく、通常の勤務よりも長時間労働になる傾向、公私の区別がしにくい、自宅の就労環境の課題などが挙げられています[5]。メンタルヘルス対策のため、管理職にはこれまで以上にコミュニケーションの取り方の工夫、リーダーシップ、対人スキルが求められます。以下に、管理職からチームメンバーに対する、セルフケア支援を念頭に置いたコミュニケーションの取り方やその効果などについて解説しますので、今後の管理職への助言の参考にしていただければと思います。

雑談の効果

①相談しやすい信頼関係を構築する

　仕事の合間に交わす雑談を通じて相手の人となりを知り、仲良くなっておくことは、信頼関係を築くうえでとても重要です。「こんなこと相談していいのかな？」という心理的ハードルを下げ、円滑なコミュニケーションをいつでも取れるようにしておくことが、テレワークが中心の仕事環境でも変わることはありません。

②小さな不満やストレスを発散させる

　程度によりますが、雑談は仕事の息抜きになります。業務過多なとき、少し厄介な対応に追われたときなどは、誰でもグチを聞いてもらいたいものです。通常であれば、休憩時間に上司やチームメンバーとちょっとしたボヤキを共感しあえますが、テレワーク環境ではこれが叶わず、いつの間にか小さなグチが蓄積されてしまうことも少なくありません。オンライン上で何でも話せる関係性の構築は、メンタルヘルス不調を早期に発見するだけでなく、予防にも重要な役割を果たします。

1対1ミーティングの効果

①上司にとっての効果

　部下の業務遂行上の課題や進捗状況を確認することで、仕事の優先順位付けや役割の明確化が行えるように支援することが可能になり、部下が安心して在宅勤務（テレワーク）に従事できます。よって、部下の生産性を低下させることなく維持することが可能になります。

②部下にとっての効果

　業務遂行上の課題やその解決に向けたアイデアなどを自発的に共有できることで、仕事の優先順位を明確化し、理解することができます。業務遂行に伴う不安や困った状況を一人で抱え込まず、上司の力を借りながら乗り越えることができれば、心理的安全性が担保されます。

定期的なグループミーティングの効果

　チームメンバー同士で業務遂行状況を共有できれば、状況報告の場があることで頭の中の整理が進み、スムーズに仕事を行えます。また、オンライン上で顔を合わせ、音声や会話でコミュニケーションを取ると、メールなどの一方的なやり取りよりも、チームメンバー各自の体調を推し量ることができます。

 ## おわりに

　メンタルヘルス教育におけるセルフケアの基本的な考え方を踏まえながら、現在の社会情勢と働き方の転換に応じた事例や、コミュニケーションの取り方の工夫をお伝えしてきました。在宅勤務（テレワーク）ではコミュニケーションが取りづらいという先入観がある一方、デジタルコミュニケーションツールをうまく活用すれば、積極的なやり取りにつながります。以前は、分散・遠方事業場の従業員へのセルフケア教育では、講師側が現地に出向くか、従業員が拠点に来るかといった移動に伴う時間のロスがありましたが、デジタルコミュニケーションツールを活用すれば、日時を合わせてアクセスでき、タイミングよく実施できます。産業保健職自身も、オンライン支援の不慣れや困難さを乗り越えて、働き方の転換を図る時期かもしれません。

（中野　愛子）

引用参考文献

1)　平成 23 年度厚生労働科学研究費労働安全総合研究事業「労働者のメンタルヘルス不調の第一次予防の浸透手法に関する調査研究」研究班. 労働者個人向けストレス対策（セルフケア）のマニュアル.
　　https://kokoro.mhlw.go.jp/wp-content/uploads/2017/12/tool-self01.pdf（2021 年 2 月閲覧）
2)　パーソル総合研究所. テレワークにおける不安感・孤独感に関する定量調査. 2020 年 6 月.
　　https://rc.persol-group.co.jp/research/activity/data/telework-anxiety.html（2021 年 2 月閲覧）
3)　厚生労働省. こころの健康 気づきのヒント集. 2019 年 3 月.
　　https://www.johas.go.jp/Portals/0/pdf/johoteikyo/kokoronokennko2.pdf（2021 年 2 月閲覧）
4)　厚生労働省. こころの耳：働く人のメンタルヘルス・ポータルサイト. 15 分でわかるセルフケア.
　　https://kokoro.mhlw.go.jp/e-learning/selfcare/
5)　日本労働組合総連合会. プレスリリース：テレワークに関する調査 2020. 2020 年 6 月 30 日.
　　https://www.jtuc-rengo.or.jp/info/chousa/data/20200630.pdf（2021 年 2 月閲覧）
6)　株式会社日立製作所 人財統括本部 働き方改革推進委員会. ニューノーマルにおけるコミュニケーションガイドライン. 2020 年 8 月（非公開）.

リスクの高い集団への
メンタルヘルス教育

 はじめに

　産業構造の変化により、第3次産業（サービス、通信、小売り、金融や保険など）は年々増加しています。全産業における割合は71％に達し[1]、以前に比べてコミュニケーションを重視する業務が増え、対人関係に伴うストレスが増加しやすくなっています。また、働き方改革や新型コロナウイルス感染症の影響により、フレックス制、裁量労働制、在宅勤務（テレワーク）などを導入する企業が増えてきました。一方で、社会全体として、対人関係が希薄化してきているといわれています。その背景には、ICT社会となり、対面でのコミュニケーションが減少していることがあります[2]。

　このような社会情勢の中、新入社員にあっては、SNSやネットなどのデジタル環境下のコミュニケーションに慣れ、対面でのコミュニケーションの機会が少ないまま社会人になり、新しい環境での人間関係や働き方によりメンタルヘルス不調を来すケースもあります。とくに、入社時から在宅勤務（テレワーク）が中心の働き方であれば、上司との双方向の意思疎通の低下や孤独感、疎外感を感じ[3]、メンタルヘルス不調のリスクが高まります。また管理職にあっては、目の前にいる部下をマネジメントして結果を出すという従来型のマネジメント手法が通用しない状況にあり、管理職自身のメンタルヘルス不調も危惧されます。本稿では、こうしたリスクの高い集団に対して、どのようなメンタルヘルス教育が有効なのかを考えていきます。

 新入社員へのメンタルヘルス教育

新入社員の仕事への意識や健康課題

　日本能率協会「2020年度新入社員意識調査」[4]によると、スペシャリスト志向が高く（63.9％）、働く目的は仕事を通じてやりがいや充実感を得ること（52.8％）、理想の上司は仕事について丁寧な指導をする上司や先輩である（59.3％）、リモートワークな環境で働けることを重視する（73.6％）といった結果が出ており、仕事のやりがいや、上司により丁寧な指導を求める傾向にあることが見て取れます。

　一方、厚生労働省「令和元年国民健康・栄養調査」[5]では、新入社員と同じ世代である20歳代の健康状態は、男性では肥満者の割合が23％、朝食欠食の割合が27.8％となっています。女性では運動習慣なしの割合が87％、男性女性とも睡眠時間6時間未満の割合

表1 **新入社員メンタルヘルス教育のコンテンツ例（株式会社日立製作所）**

- 社会人と健康の話：学生との違い
- 法律からみた健康管理義務：自己保健義務とは
- 健康リスクと労働生産性の関連
- 生活習慣と健康の話：肥満が及ぼす身体への影響
- 生活習慣を整えることは心と体の健康の基盤をつくる
- 生活習慣を整える：食事、飲酒、運動、睡眠について
- 各種健康診断とその意義
- 相談窓口の紹介：拠点ごとの健康支援センタの連絡先

が30％という結果が出ており、不規則な食事、運動不足、睡眠不足などに対して、まずは基本的な生活習慣を整える必要があります。また、心身両面の健康が仕事のパフォーマンスに影響を及ぼすという視点も、きちんと伝えることが重要です。

新入社員のメンタルヘルス教育のポイント

こうした今どきの新入社員の特性を踏まえた上で、
・生活習慣を整えることは心身の健康の基盤であり、パフォーマンスを向上させる
・コミュニケーションの取り方、前向きに仕事に取り組む姿勢などが結果的に心身の不調予防につながる
という情報発信が必要です。メンタルヘルス教育であっても、メンタルヘルス不調の予防だけにフォーカスしないことです。さらに、業種や職種の特徴も織り込んだ内容にすることも効果的です。

新入社員のメンタルヘルス教育の具体的な展開

前項のメンタルヘルス教育（セルフケア）の内容と、手段である「メンタルヘルス教育におけるセルフケアの基本的な考え方」や「セルフケア教育を有効に機能させるための工夫」（→66p～）を参考に教育を企画、実行してみましょう。併せて、社内で人材育成を担当する部門と連携して教育を進めることを推奨します。人材育成部門は、経年の新入社員の特徴や傾向を分析し、会社の育成方針に沿って教育計画を策定していますので、課題や支援のポイントを押さえていることが多いからです。健康支援の視点だけでなく、人材育成部門からの助言を加味して作成してみましょう。筆者が所属する企業で実施している新入社員メンタルヘルス教育のコンテンツ例を 表1 に示しますので、参考にしてください。

個別支援も大切に

新入社員のメンタルヘルス教育は、集合教育だけでなく個別の健康支援面談を併用することでより効果が高まると実感しています。面談の機会に、職場適応状況の確認とアドバイス、生活習慣を整えるための支援、相談窓口の周知など、事業場の産業保健職だからできる重要な役割があります。マンパワーの課題はありますが、不調や問題のある新入社員だけでなく、元気で生き生きと働く新入社員とも面談することで、より新入社員全体を把

握することができますし、今後の会社生活の伴走者として認識してもらえるチャンスです。さらに、面談結果を分析し、次年度以降のメンタルヘルス教育の内容をブラッシュアップする材料になります。

管理職のメンタルヘルス教育の基本的な考え方

　厚生労働省「科学的根拠に基づく管理監督者教育研修ガイドライン」[6] では、その基本的な考え方と、管理職へのメンタルヘルス教育を効果的に行うための要点とを以下のように紹介しています。併せて筆者からポイントを解説します。

対象者の選定

①研修は必要性が高い集団を同定して優先的に実施する
　ニーズや状況に焦点を合わせた研修を企画する
②優先順位に応じて実施し最終的には全ての管理監督者への研修実施を目指す
③必要があれば管理監督者の層分けを行って実施し内容を対象に合わせる
④研修は就業時間中に実施するのが好ましい

> 事前に優先順位が高い職場はどこなのか、ヒアリングを行い、順次、管理職全体に研修ができるようにスケジューリングします。加えて、職位別か部門別かなどのグルーピングを行って、グループの特徴に合った内容にすると効果的です。また、管理職としての意識と動機づけが高まるように、就業時間中に実施することを推奨しますが、そのためには安心して離席できる会社側の配慮が必要です。

研修の目的

①研修の目的では何を実現したいのかを明確にする
②事業場ごとのニーズを考慮した内容にする
③十分な動機づけと、スモールステップの目標設定を提案する

> 研修の意義や、部下の労務管理・健康管理上の当事者であり、安全配慮義務の履行者であることを明確に伝えます。また、実現可能なわかりやすい目標をいくつか設定し、行動変容につながるように促すことが大切です。

研修の内容

①心の健康づくりに関する事業場の方針
②職場におけるメンタルヘルス対策の意義
③事業者の安全配慮義務の代行者という役割

④メンタルヘルスに関する基本知識

　（ストレス要因、ストレスへの対処法、病気のサインなど）

⑤管理監督者の役割：職場環境などの改善

⑥部下に対する相談対応、日頃から部下には声かけをする

　（部下との信頼関係構築、現場の声などの情報収集）

⑦職場環境とストレスの考え方

　（ストレスの要因と代表的なストレス要因の解説）

⑧職場環境などの評価と問題点の把握の仕方

⑨職場環境などの改善の仕方

　（働きやすい職場条件や改善事例など）

⑩個々の労働者への配慮

　（個々の労働状況の把握や能力・適正などの個人差の理解）

⑪日頃から部下の健康や生活に関心を持つ

　（「変化」に気付く基盤となる）

⑫変化に気付いた際には個別の面談などで部下の話を聴く

⑬「強度の心理的負担を伴う出来事」の経験や過労状態の部下にはとくに注意を払う

⑭部下には適切な情報提供や助言を行う

⑮疲労・体調不良などの兆候がある者に対しては産業保健職と連携して具体的な指導を行う

⑯業務量や指示内容など状況・対応についての記録を残す

⑰当該事業場でのメンタルヘルス不調者の復職時のルールや手順を伝える

⑱管理監督者自身の相談窓口（産業保健職）を明確にしておく

⑲メンタルヘルス不調の早期発見の方法（心の不調を示すサインの具体例を提示）

⑳早期発見から産業保健職や事業場外資源へとつなぐ連携体制

㉑産業保健職へ相談する際のポイント

　a 病気の徴候がそろっている場合には専門家へ相談を

　b 不眠、食欲低下、希死念慮にはとくに注意

　c 判断に迷ったときは保健師などに相談を

　d 必要性を説明して受診を促しても拒否する場合は家族に連絡を

㉒診断ができる必要はなく、サインに気付いて産業保健職へ橋渡しを

㉓セルフケアの方法と相談窓口の紹介（一般従業員教育と同様）

㉔事業場内の相談先・事業場外資源に関する情報

㉕個人情報取り扱いの注意点と安全配慮義務に関してのポイント

Point &3u ガイドラインでは研修内容が盛りだくさんですが、重要なことは管理職から部下へのケアに関する部分をとくに充実させることです。メンタルヘルスケアの必要性を理解してもらい、まずは基本的な知識を習得できるようにします。メンタルヘルス不調者が出ないような予防対策と、部下の変化を見逃さず、すぐに対応するためのスキルの重要性を理解するとともに習得してもらいます。具体的な事例で理解を深めたり、グループでケーススタディを行ったり、コミュニケーションの取り方を学ぶなど、より実践に直結する研修を行う必要性があります。具体的な事例を用いることで、対処の際の注意点なども実例をもとに学べます。

研修の効果を上げるための工夫

①自己学習のツールとしてウェブの活用方法を紹介する

②相談対応、積極的傾聴法の研修はできるならば参加型の研修とする

③当該事業場の課題やデータ、事例を紹介する

④難易度は管理監督者の平均的な知識・技術水準で可能な程度にとどめる

　・専門用語は日常の言葉に置き換える

　・抽象的な表現は使用しない

⑤内容は絞って詰め込みすぎない

⑥受講者の反応に注意を払う（集中力を維持させる工夫を）

⑦明るく和やかな雰囲気で行う

　（リラクゼーション方法の実践やクイズ形式を効果的に使用する）

⑧最後には質疑応答の時間を設ける

Point &3u 忙しく、働き方が多様化した管理職に対して、利便性とアクセスのしやすさ、在宅勤務（テレワーク）を考慮し、研修のオンライン化（→67p）や厚生労働省のウェブサイト[7] などを活用することは、研修の効果を上げるための新しい手段です。また、オンライン上でブレイクアウトセッションを組むことができるので、グループワークやロールプレイをすることが可能です。

研修時間、研修頻度や期間に関する推奨

①一年に一回を目安に、複数回繰り返して実施する

　（研修効果は自然に薄れていくもの）

②一回の研修ですべてを達成しようと思わない

　（内容は複数回に分け、ステップアップを意識した計画とする）

事業場の教育体系に組み込むことで、研修の実効性と継続性を担保することが可能になります。したがって、研修の位置づけや頻度に関しては、事業場の安全衛生部門や人材育成部門と連携して、ラインケアを通した従業員の心身の健康を守る取り組みが事業場全体の施策だという共通認識を構築することが成功のカギです。

メンタルヘルス教育を有効に機能させるための工夫

管理職のメンタルヘルス教育におけるセルフケアの位置づけ

　新任の管理職は、部下のマネジメントが初めて業務に入ってくることになりますが、複数いる部下のマネジメントは思った以上に大変で、コミュニケーションに多くの時間を取られます。産業能率大学研究所「第5回上場企業の課長に関する実態調査」[8] では、課長の実に98.5％が自身でプレイヤー業務を抱えており、そのような中で部下とのコミュニケーションに最も多く時間を割いていました。また、3年前と比べ業務量が増えていると答えた課長は約60％おり、悩みのトップは「仕事量が多すぎる」という結果でした。

　立場が上がるにしたがい相談できる人が少なくなり、管理職になると困難も自分で乗り越えなくてはなりません。さらに、一人で判断して進めなければいけない場面が大幅に増えます。立場上、なかなか弱みを見せられず、困難な状況でも強くあろうとすることは緊張状態を発生させますので、大きなストレスになります。一方、部下や管理職自身も多様な働き方を取り入れ始めたため、時間管理や業務評価に関して従来型のマネジメント手法が通用しない状況です。もちろん、社内規則や評価方法などの整備は進むことになると思いますが、マネジメント経験が浅い新任の管理職には大きな負担となります。管理職自身のセルフケアスキルと健康リテラシーを上げることが、職場全体のメンタルヘルス対策において重要ですし、心身共に健康であることが部下の健康につながります。

　したがって、とくに新任の管理職のメンタルヘルス教育では、
・睡眠マネジメント（睡眠セルフチェック、睡眠衛生）
・感情マネジメント（心の健康モニタリング、アンガーマネジメント）
・不調のサインの自覚の仕方と相談・支援窓口の紹介
を盛り込むことで、管理職自身の気づきの場となりますし、安心感を与えます。管理職の心身のコンディションが職場全体に影響を与えるという視点が大切なのです。

メンタルヘルス教育の効果測定

　メンタルヘルス教育（セルフケア教育・管理職教育）は、実施すればそれで終了ではなく、教育内容をどの程度理解し、行動変容への効力感を高めたのかを評価しなければなりません。やりっぱなしにしていないでしょうか？

表2 カークパトリックの4段階測定

レベル	定　義	測定内容と項目
1	Reactions（反応）	「受講者はそのプログラムを気に入っていたか」 受講者の理解度、満足度
2	Learning（学習）	「受講者はプログラムにおいて何を学習したか」 受講者の知識、スキルの習得度
3	Behavior（行動）	「受講者は学習したことに基づいて自らの行動を変化させたか」 受講者の職場での活用度、行動の変化
4	Results（結果）	「受講者の行動変容は組織に良い影響をもたらしたか」 生産性の増加、品質の改善、コスト削減、クレームの減少、事故の削減、離職率の低下、利益率の増加など

表3 カークパトリックの4段階測定のポイント

レベル	定　義	測定内容と項目
1	Reactions（反応）	定量化するための基準を明確にする 受講者の意見や感想を書かせる 研修直後に測定する
2	Learning（学習）	研修前後の知識・スキルを測定する 受講者と非受講者を比較する テストやロールプレイングをする
3	Behavior（行動）	受講者・上司・部下からのヒアリング 受講者と非受講者を比較する 測定の期間をある程度設けて数回に分けて観察する
4	Results（結果）	業績に現れる期間をある程度設ける 受講者と非受講者を比較する 費用対効果を算出する

　教育研修プログラムの効果測定方法で最も代表的なものに「カークパトリックモデル」があります。ドナルド・L・カークパトリックが1975年に提唱したもので、研修効果を4段階の測定レベルで評価する理論です。レベル1からレベル4までの4段階（Reactions：反応、Learning：学習、Behavior：行動、Results：結果）で測定が可能であると提唱しています（表2、表3）[9]。以下は、各レベルの具体的な測定方法の目安ですので、参考にしてくだい。

1）レベル1のリアクション（反応）

　研修後のアンケートで受講者の反応を見ることで受講者の理解度・満足度を測定します。

2）レベル2のラーニング（学習）

　研修で学習した内容について、理解度テストや検定試験、実技試験で習得度合いを測定します。

3) レベル3のビヘイビア（行動）

研修後に日常業務でどのような行動変容が現われたかを評価するもので、受講者へのヒアリングや仕事への取り組み方など、職場で観察可能なものは管理職や部下が評価します。

4) レベル4のリザルト（結果）

研修を実施したことで、どれだけ効果があったのかを数値で確認します。メンタルヘルス教育であれば、相談件数、新規メンタルヘルス不調者数、衛生統計、ストレスチェック結果などで測定します。結果が出るまでに時間のかかる効果ではなく、効果が出るまでのプロセスを見る指標を測定するとよいでしょう。できるだけ比較検討できる「見える」もので示していくことが必要です。

 ## おわりに

リスクの高い集団に対して、どのようなメンタルヘルス教育が有効なのかを基本的な考え方を踏まえながら、具体的な展開方法と研修評価方法をお伝えしてきました。今後、職場のいろいろな集団に対して、メンタルヘルス教育の企画や実施が求められるようであれば、多岐にわたるメンタルヘルス領域の知識やスキルの獲得が、教育研修の質の担保のためには必須になります。外部の講師養成講座の受講や事業場内の多職種（産業医、産業看護職、心理職、人材育成担当者、安全衛生担当者）と連携して、それぞれの専門性を活かしたよりよいメンタルヘルス教育を展開してみましょう。

（中野 愛子）

引用参考文献 （2021年2月閲覧）
1) 総務省統計局. 平成27年国勢調査. 就業状態等基本集計結果
https://www.stat.go.jp/data/kokusei/2015/keka/kihon2/pdf/gaiyou.pdf
2) 厚生労働省. こころの耳：働く人のメンタルヘルス・ポータルサイト. 若年労働者へのメンタルヘルス対策：セルフケア・ラインケア・家族との連携など.
https://kokoro.mhlw.go.jp/youth/
3) 株式会社リクルートマネジメントソリューションズ. テレワーク実態調査. 2020年4月
https://www.recruit-ms.co.jp/upd/newsrelease/2004271632_0206.pdf
4) 一般社団法人日本能率協会. ニュースリリース：2020年度 新入社員意識調査 ダイジェスト版. 2020年6月23日.
https://jma-news.com/wp-content/uploads/2020/06/d4626e826b2840e833a184c54194bb37.pdf
5) 厚生労働省. 令和元年国民健康・栄養調査報告. 2020年12月.
https://www.mhlw.go.jp/content/000710991.pdf
6) 平成23年度厚生労働科学研究費労働安全総合研究事業「労働者のメンタルヘルス不調の第一次予防の浸透手法に関する調査研究」研究班. 科学的根拠に基づく管理監督者教育研修ガイドライン. 2011.
https://mental.m.u-tokyo.ac.jp/jstress/NBJSQ/労働安全衛生総合研究一次予防班H23総括分担研究報告書.pdf
7) 厚生労働省. こころの耳：働く人のメンタルヘルス・ポータルサイト. e-ラーニングで学ぶ15分でわかるラインにおけるケア.
https://kokoro.mhlw.go.jp/linecare/
8) 学校法人産業能率大学総合研究所. 調査報告書：第5回上場企業の課長に関する実態調査. 2019年3月.
https://www.sanno.ac.jp/admin/research/kachou2019.html
9) 松下直子ほか. 実践 社員教育推進マニュアル. 京都, 株式会社PHP研究所, 2008.

ストレスチェック後の高ストレス者に対する面接指導

はじめに

　ストレスチェック後の高ストレス者への面接指導は、実施者による面接指導の申し出の勧奨、労働者から事業者への面接指導の申し出、事業者から医師へ面接指導実施の依頼、医師による面接指導の実施、医師からの意見聴取、必要に応じ就業上の措置の実施、からなります。また、医師による面接指導により、医師が、受診が必要と判断した場合には、相談機関、専門医への紹介がなされます（図1）。

　ストレスチェックを受けた労働者のうち、高ストレス者となる労働者の割合は、事業場によって異なりますが、一般的には約10％程度だと言われています。多くの事業場では、高ストレス者に対して面接指導の申し出の勧奨が行われます。しかし、ストレスチェックを受けた労働者のうち、医師による面接指導を受けた者は0.5％程度だと言われています。つまり、高ストレス者と判断された労働者のうち、医師による面接指導を受けている労働者は5％程度で、残りの95％は高ストレス者であっても面接指導を受けていないということになります。これまで多くの研究から、高ストレス者は離職や休職のリスクが高いことが指摘されています。そういったリスクを軽減するために、高ストレス者に対しては、医師による面接指導などによる適切な介入が求められます。

面接指導の申し出割合を上げる取り組み

　高ストレス者に対する面接指導への申し出割合を高めるために、みなさんの職場ではどのような取り組みがなされているでしょうか。ストレスチェックの結果は、原則として労働者の同意があった場合のみ、事業者はその内容を見ることができます。ただし、労働者が面接指導を申し出た場合には、ストレスチェック結果の事業者への提供に同意したと見なされます。そのため、高ストレス者の労働者が医師による面接指導を申し出るためには、個人情報の保護や、ストレスチェックの結果の活用について、労働者が事業者を信頼していることが不可欠です。まずは、事業場内においてそのような信頼関係が醸成をされているか確認をする必要があります。労働者が申し出るにあたって不安を感じている点はないか、どのような点に不安を感じているのかを確認する必要があるでしょう。

　申し出割合を上げるための取り組みとしては、面接指導を受けるように、実施者、共同実施者、実施事務従事者からの受診勧奨以外にもさまざまな方法があります。例えば、高

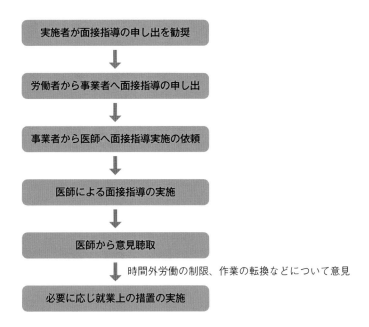

Part 1

3

ストレスチェック後の高ストレス者に対する面接指導

 面接指導の流れ

ストレス者の面接指導の必要性の広報、周知も必要です。その媒体としては、安全衛生委員会やイントラネット上での説明、メールでの配信、パンフレットの配布などがあります。このような媒体を通じて、労働者に対して高ストレス者の医師面接の意味を理解してもらうことが大切です。

医師の面接指導に労働者がメリットを感じるためには

　労働者が面接指導の申し出をしてもらうためには、面接指導を受けるメリットを感じてもらう必要があります。事業場において産業医がこの面接指導を行う場合には、産業医が労働者にとってメリットを感じてもらえるように、面接指導を受けた労働者の反応を見ながら、自分の面接指導の方法を改善していく姿勢が大切です。まず、厚生労働省『長時間労働者、高ストレス者の面接指導に関する報告書・意見書作成マニュアル』[1]に記載されていることを確認してみましょう。

　労働者の勤務の状況として、労働時間および労働時間以外の要因について確認します。あらかじめ事業者（人事・労務担当者）から、事業場で適用されている労働時間制度や、労働者の実際の労働時間、職務内容、その他の特別な要因（例：精神的緊張を強いられる、突発的対応案件が多い、待機時間が長い）などを情報収集します。

　また、労働者の疲労蓄積や心理的な負担（ストレス）の状況などについて確認します。ストレ

スの状況について、事業者または労働者から提供されたストレスチェック結果を参考に、労働者と直接会話をする中で確認します。ストレスチェック調査票上の抑うつ症状に関する質問項目などの点数が高い場合には、抑うつ症状に関する質問を行います。

　高ストレス者に対する面接指導の時間は、30分以内が一般的です。この面接指導で、医師は、面接医師判定（）を行ったうえで、就業上の措置に係る意見書の記載が必要かどうかを検討する必要があります。そのために、短い時間の中で、高ストレス者の面接では上記の情報を収集する必要があります。また、情報収集だけでなく、必要に応じて、運動、体重管理、栄養、睡眠、禁煙、飲酒、栄養などについての生活習慣についての保健指導や、ストレス対処法の指導などを行う必要もあります。労働者によっては、自分の忙しい状況を理解してもらえたりすることにメリットを感じるかもしれません。このように、高ストレス者に対する面接指導では、必要な情報を収集しながら、労働者のニーズがどこにあるのかを考え、労働者が必要としている情報を提供することも求められます。

面接指導のポイント

1　本人の視点に立つ

　現在の制度では、高ストレス者の面接指導は、高ストレス判定され、面接を希望する労働者が対象となります。そのため、対象者は何かしらの「訴え」を有している人が多いようです。まずは、どうしてこの面接指導を希望したのかを尋ね、その訴えに寄り添うことが大切です。この面接指導は、善悪を判断するものではありません。訴えの中には、「本人にも問題があるのではないか」と思われるものもあるかと思います。まずは、本人の視点に立って、本人から職場のストレスがどう見えているのか把握するように努めましょう。

表1　面接医師判定

措置不要	面接の結果、とくに所見がない場合
要保健指導	面接の結果、運動、体重管理、栄養、睡眠、禁煙、飲酒、栄養などについての生活習慣や、ストレス対処方法について改善の余地がある場合
要経過観察	面接の結果、所見を認めるものの、職場環境（仕事の量、裁量度、上司や同僚の支援など）の改善を行うことで状況の改善が見込める場合、すぐに医療機関の紹介はなく、フォローの面談が必要かどうかの判断を本人に一任できる場合
要再面接	面接の結果、所見を認めるものの、職場環境（仕事の量、裁量度、上司や同僚の支援など）の改善を行うことで状況の改善が見込める場合、すぐに医療機関の紹介はないが、フォローの必要性を本人に任せることができないために、次回の面談の時期の設定が必要な場合
現病治療継続または医療機関の紹介	面接の結果、治療の必要性があると判断された場合

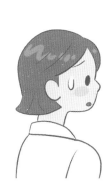
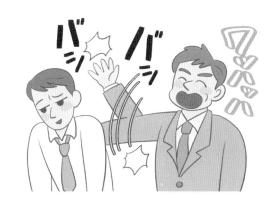

2　組織の視点に立つ

　高ストレス者への面接を行う際には、本人の視点も大切ですが、本人の置かれている環境について評価する組織の視点も必要になります。同じ過重労働が慢性化している職場であっても、メンバーが生き生きと働いている職場もあれば、一人ひとりが疲弊している職場もあります。職場の仕事の内容や人間関係といった、本人が働いている職場環境についても丁寧に話を聞き、できるだけ状況を把握するように努めましょう。さらに、職場内だけではなく、職場外の取引先との関係、景気の良し悪しといったビジネス環境などについても関心を持って話を聞くようにしましょう。

3　迅速に面接指導の機会を設ける

　ストレスチェックをインターネットで提供している多くの事業場では、個人向けの結果のプロフィールが、回答終了後すぐにわかるようになっています。一方、インターネット環境が全員に提供できない事業場では、紙ベースで実施しています。面接指導は受検から1カ月以内の実施が推奨されています。また、労働者の働く環境は日々変化しています。労働者のストレスの状況に応じてタイムリーに介入するためには、ストレスチェックの受検から面接までの時間をできるだけ短くすることで、労働者のストレスの状況が大きく変化しないうちに介入、情報提供できます。これは労働者に面接指導のメリットを感じてもらううえで重要です。

4　受診勧奨と経過観察の判断

　受診勧奨と経過観察の判断は、個人の視点、職場環境の視点、面談のタイミングなど、さまざまな状況を考慮して判断する必要があります。産業医の判断が、本人のこれからのキャリアに影響することもあります。そのため、基本的には、産業医の判断が一方的にならないように、本人に納得してもらうことを優先しましょう。その上で、産業医の判断に本人の同意が得られない場合には、上司や人事と相談して、最終的には事業場の判断を仰ぐようにしましょう。

医師による面接指導を申し出ない高ストレス者への対応

　先述のように、高ストレス者のほとんどが面接指導を希望しません。しかし、多くの労働者がストレス対処方法について十分な知識があるとは限りません。また、自分が抱えているストレスの深刻さが理解できていない人も多くいます。このような人に対しては、自分自身の高ストレス状態を認識してもらうことや、高ストレス状態を放置することの危険性についての啓発が必要となります。そのためには、少なくとも労働者が自分自身のメンタルヘルスの状態をより正確に理解し、適切な対応を促すための支援を行う必要があります。

　具体的には、結果の返却の際に情報提供のためのリーフレットなどを同封する、イントラネット上や安全衛生委員会の場を通じて高ストレスに関連する情報を発信するなどの活動が必要になります。そのような活動は、職場全体のメンタルヘルスに関するリテラシーを上げることにもつながります。

裁量労働者への対応

　裁量労働者がいる場合には、所轄の労働基準監督署に届けている「健康・福祉を確保する措置」を確認しましょう。「健康・福祉を確保する措置」には、厚生労働省から 表2 のような項目が例示されており、面接指導後に提示する就業意見項目としても参考となります[2]。

　裁量労働制では、対象業務の遂行の手段および時間配分の決定などに関し、使用者が具体的な指示を行わないことも適用要件とされています。そのため、裁量労働者に対して、何かしらの就業制限の必要性が生じた際には、裁量労働制の対象からの除外を検討する必要があります。対象者が裁量労働者の場合には、より丁寧なコミュニケーションを心がけましょう。

表2 裁量労働者の「健康・福祉を確保する措置」

- 勤務状況およびその健康状態に応じて、代償休日又は特別な休暇を付与すること
- 勤務状況およびその健康状態に応じて、健康診断を実施すること
- 働き過ぎの防止の観点から、年次有給休暇についてまとまった日数連続して取得することを含めてその取得を促進すること
- 心とからだの健康問題についての相談窓口を設置すること
- 勤務状況およびその健康状態に配慮し、必要な場合には適切な部署に配置転換をすること
- 働き過ぎによる健康障害防止の観点から、必要に応じて、産業医等による助言、指導を受け、または対象労働者に産業医等による保健指導を受けさせること

（文献 2 を参考に作成）

オンライン下での高ストレス者に対する面接指導

　新型コロナウイルス感染症の感染拡大は、産業保健活動に大きな影響を及ぼしました。その最も大きなものがテレワークの普及でしょう。テレワークの普及は、労働者の働き方だけではなく、われわれ産業保健職の働き方にも、オンライン面談の普及という形で大きな影響を与えています。高ストレス者に対する面接をオンラインで実施することについては、厚生労働省から留意事項が出されていますので、詳しく見てみましょう。

基本的な考え方

　労働安全衛生法において、面接指導は「問診その他の方法により心身の状況を把握し、これに応じて面接により必要な指導を行うこと」とされており、医師が労働者と面接し、労働者とのやりとりやその様子（表情、しぐさ、話し方、声色など）から、労働者の疲労の状況やストレスの状況その他の心身の状況を把握するとともに、把握した情報を元に必要な指導や就業上の措置に関する判断を行うものであるため、労働者の様子を把握し、円

表3 情報通信機器を用いた面接指導の実施に係る留意事項

1　事業者は、面接指導を実施する医師に対し、面接指導を受ける労働者が業務に従事している事業場に関する事業概要、業務の内容および作業環境等に関する情報並びに対象労働者に関する業務の内容、労働時間等の勤務の状況および作業環境等に関する情報を提供する必要があります。また、面接指導を実施する医師が、以下のいずれかの場合に該当することが望ましいとされています
①面接指導を実施する医師が、対象労働者が所属する事業場の産業医である ②面接指導を実施する医師が、契約（雇用契約を含む）により、少なくとも過去1年以上の期間にわたって、対象労働者が所属する事業場の労働者の日常的な健康管理に関する業務を担当している ③面接指導を実施する医師が、過去1年以内に、対象労働者が所属する事業場を巡視したことがある ④面接指導を実施する医師が、過去1年以内に、当該労働者に指導等を実施したことがある
2　面接指導に用いる情報通信機器が以下の全ての要件を満たすこと
①面接指導を行う医師と労働者とが相互に表情、顔色、声、しぐさ等を確認できるものであって、映像と音声の送受信が常時安定しかつ円滑であること ②情報セキュリティ（外部への情報漏洩の防止や外部からの不正アクセスの防止）が確保されること ③労働者が面接指導を受ける際の情報通信機器の操作が、複雑、難解なものでなく、容易に利用できること
3　情報通信機器を用いた面接指導の実施方法等について、以下のいずれの要件も満たすこと
①情報通信機器を用いた面接指導の実施方法について、衛生委員会等で調査審議を行ったうえで、事前に労働者に周知していること ②情報通信機器を用いて実施する場合は、面接指導の内容が第三者に知られることがないような環境を整備するなど、労働者のプライバシーに配慮していること
4　情報通信機器を用いた面接指導において、医師が緊急に対応すべき徴候等を把握した場合に、労働者が面接指導を受けている事業場やその他の場所の近隣の医師等との連携や、その事業場にいる産業保健スタッフが対応する等の緊急時対応体制が整備されていること

（文献3を参考に作成）

滑にやりとりを行うことができる方法により行う必要があります。ただし、面接指導を実施する医師が必要と認める場合には、直接対面によって行う必要があります。

　近年の急速なデジタル技術の進展に伴い、情報通信機器を用いて面接指導を行うことへのニーズが高まっていますが、情報通信機器を用いて面接指導を行う場合においても、労働者の心身の状況の確認や必要な指導が適切に行われるようにするため、表3 に掲げる事項に留意する必要があります[3]。

　この条件を満たすためには、オンラインでの面接指導は、労働者の様子を把握することが必須となります。そのため、ビデオオンでの実施が不可欠です。そのため、対象者に対して、面接指導の案内をする際に、面接指導はビデオオンで実施することを事前に伝えておく必要があります。また、面接指導するときには、プライバシーに配慮した空間で行う必要があるため、面接する医師は、面接時に、労働者の周囲の状況を確認する必要があります。小規模な営業所や自宅では設備的にそのような環境が整っていないことがよくあるため注意が必要です。さらに、緊急時の対応についても留意する必要があります。

おわりに

　本稿では、高ストレス者に対する面接指導について概説しました。ストレスチェックを行って、休職や離職のリスクの高い高ストレス者が同定されたのであれば、本人が申し出ないからといって全く介入せずに放置せず、何かしらの介入を行うべきです。そのためには、まだまだできることがあると思います。本稿が、高ストレス者の面接指導が、単なる事業者のアリバイのためではなく、対象者にも、事業者にもメリットのある取り組みになるきっかけになることを祈っています。

（江口 尚）

参考文献

1）厚生労働省. 長時間労働者、高ストレス者の面接指導に関する報告書・意見書作成マニュアル. 2016年6月修正. https://www.mhlw.go.jp/bunya/roudoukijun/anzeneisei12/manual.html
2）厚生労働省. 労働基準法第38条の4第1項の規定により同項第1号の業務に従事する労働者の適正な労働条件の確保を図るための指針. 労働省告示第149号. 1999年12月27日.
3）厚生労働省. 情報通信機器を用いた労働安全衛生法第66条の8第1項、第66条の8の2第1項、第66条の8の4第1項及び第66条の10第3項の規定に基づく医師による面接指導の実施について. 基発1119第2号. 2020年11月19日一部改正.

Memo

ワークフローの整備

はじめに

　メンタルヘルス不調の予防を十分に行っていても、不調者は発生することがあります。次の段階の予防として、早期に対応し悪化を予防するための相談体制について考えてみましょう。

　厚生労働省「労働者の心の健康の保持増進のための指針」（以下、指針）から一部抜粋した資料を表1として示します。ここにあるとおり、相談体制の整備が求められていますが、体制のあり方に決まった基準はなく、事業場の従業員規模、産業保健スタッフの勤務形態、多職種連携の有無など、それぞれの環境に応じて適切なものを検討しなければなりません。

相談窓口の設置と周知

　まずは、従業員に対し、メンタルヘルス不調を自覚した際にどこに相談したらよいか、どのように相談したらよいかについて、わかりやすく提示しましょう。メンタルヘルス不調の相談は、身体的な不調に比べて申し出にくいと感じる人がまだまだ多くいます。相談窓口は一カ所に限定する必要はありません。複数あれば、ちょっとしたきっかけで相談利用につながる機会を増やすことができます。現在はリモートワークなどの導入で働き方が多様になっています。これまでは社内の保健室や相談室に立ち寄ればよいとしていた事業場でも、相談室への来室だけでなく電話やメール、オンライン面談など、アプローチ手段についても複数提示できることが望ましいです。

　また、医療機関受診と同じだと考えて、「相談＝本人が行うもの」という思い込みがあることもあります。上司や同僚からの相談も同様に受け付けていることも明示するとよいでしょう。メンタルヘルス対策がうまく進んでいる事業場は、上司や同僚からの相談が多い傾向にあります。セルフケアだけではなく、ラインケア、管理監督者教育の際にも相談窓口をしっかり紹介しておきましょう。

　また、医療スタッフの勤務形態について、常勤の事業場もあれば、週または月に何日か限定している事業場もあります。とくに非常勤の場合は、保健スタッフがいつ勤務しているのかによって、従業員が相談できるタイミングが変わってきます。日頃から医療スタッフの出社スケジュールを従業員が確認できるようにしておくこと、さらには対応する医療

表1 「労働者の心の健康の保持増進のための指針」から

> **6　メンタルヘルスケアの具体的進め方**
> **⑶メンタルヘルス不調への気付きと対応**
>
> 　メンタルヘルスケアにおいては、ストレス要因の除去又は軽減や労働者のストレス対処などの予防策が重要であるが、これらの措置を実施したにもかかわらず、万一、メンタルヘルス不調に陥る労働者が発生した場合は、その早期発見と適切な対応を図る必要がある。このため、事業者は、個人情報の保護に十分留意しつつ、労働者、管理監督者、家族等からの相談に対して適切に対応できる体制を整備するものとする。さらに、相談等により把握した情報を基に、労働者に対して必要な配慮を行うこと、必要に応じて産業医や事業場外の医療機関につないでいくことができるネットワークを整備するよう努めるものとする。
>
> **イ　管理監督者、事業場内産業保健スタッフ等による相談対応等**
>
> 　管理監督者は、日常的に、労働者からの自発的な相談に対応するよう努める必要がある。特に、長時間労働等により疲労の蓄積が認められる労働者、強度の心理的負荷を伴う出来事を経験した労働者、その他特に個別の配慮が必要と思われる労働者から、話を聞き、適切な情報を提供し、必要に応じ事業場内産業保健スタッフ等や事業場外資源への相談や受診を促すよう努めるものとする。
>
> 　事業場内産業保健スタッフ等は、管理監督者と協力し、労働者の気付きを促して、保健指導、健康相談等を行うとともに、相談等により把握した情報を基に、必要に応じて事業場外の医療機関への相談や受診を促すものとする。また、事業場内産業保健スタッフ等は、管理監督者に対する相談対応、メンタルヘルスケアについても留意する必要がある。なお、心身両面にわたる健康保持増進対策（THP）を推進している事業場においては、心理相談を通じて、心の健康に対する労働者の気づきと対処を支援することが重要である。また、運動指導、保健指導等のTHPにおけるその他の指導においても、積極的にストレスや心の健康問題を取り上げることが効果的である。
>
> **エ　労働者の家族による気づきや支援の促進**
>
> 　労働者に日常的に接している家族は、労働者がメンタルヘルス不調に陥った際に最初に気づくことが少なくない。また、治療勧奨、休業中、職場復帰時及び職場復帰後のサポートなど、メンタルヘルスケアに大きな役割を果たす。このため、事業者は、労働者の家族に対して、ストレスやメンタルヘルスケアに関する基礎知識、事業場のメンタルヘルス相談窓口等の情報を社内報や健康保険組合の広報誌等を通じて提供することが望ましい。また、事業者は、事業場に対して家族から労働者に関する相談があった際には、事業場内産業保健スタッフ等が窓口となって対応する体制を整備するとともに、これを労働者やその家族に周知することが望ましい。

（文献1より抜粋）

スタッフの氏名や顔が紹介されていると、より安心して相談できるでしょう。

　さらに、非常勤の場合は、すべて産業保健スタッフが対応しようと頑張りすぎると限界があります。人事労務担当者や衛生管理者にも積極的に関与してもらい、スタッフの不在時の初期対応窓口として機能してもらえるよう働きかけ、対応方法をアドバイスしましょう。また、スタッフの不在時に利用できる公的な相談窓口や近隣の医療機関情報を従業員に案内しておくことが望ましいです。

メンタル相談窓口以外からの気づき

　従業員のメンタルヘルス不調の気づきは、本人からの自発的な相談だけに限りません。ほかに想定される主な「入り口」を、表2にまとめました。

表2 メンタルヘルス不調を把握する入り口

①自発的メンタルヘルス相談、またはストレスチェック後の高ストレス者面談
②自発的な身体不調の相談
③健康診断事後措置面談
④長時間労働者面談
⑤ハラスメント相談窓口、その他人事労務部門への相談
⑥職場・人事労務へのメンタル疾患の診断書提出（主に休職時）
⑦事業場外資源（外部EAPなど）への相談
⑧家族からの相談

多職種との連携、情報共有

　②〜④は、メンタルヘルス相談という建前ではない場面で、産業保健スタッフが相談業務を通じて遭遇します。複数の産業保健スタッフが分担して健康管理を行っている事業場では、1人の従業員に対し、それぞれの面談で異なるスタッフが対応している可能性があります。あるスタッフは医療機関受診を勧める一方で、別のスタッフは生活習慣を改善して、受診せずに経過観察を指示することがあるかもしれません。

　ある会社で、社内カウンセラーのメンタル相談を定期的に受けていた労働者が、後になって勤務中に保健師が管轄する休養室で頻回に休んでいたことがわかり、それがわかっていればもっと早い段階で医療機関に受診を促すことができたというケースがありました。一方、産業医による長時間労働者面談を実施した際、自記式の問診では「自覚症状はなし」と記載されていましたが、直近の健診事後の保健指導で不眠に伴うアルコール摂取量の増加について指導していたことをスタッフ間で共有できていたため、アルコール依存傾向の観点から業務負荷軽減を面談者に提案することができたというケースもありました。産業保健スタッフの多職種連携が進んでいる職場では、さまざまなケースを想定し、個人情報に配慮しつつも、どこまで情報共有すべきか、あらかじめスタッフ間で十分に検討しておきましょう。

ハラスメント関連の問題

　メンタルヘルス不調を把握するのは、産業保健スタッフの業務だけではありません。⑤や⑥のような、人事労務部門が把握している事項についても、産業保健スタッフに共有することの重要性を理解してもらう必要があります。

　シンプルに「従業員がメンタルヘルス不調を来している」と人事労務が把握した事例は

産業保健スタッフに共有されやすいですが、たとえばハラスメント相談のようなケースでは、別の問題だと認識される可能性があります。窓口担当者がハラスメントの有無を検証することにフォーカスしてしまい、相談者の心理的なダメージについてサポートしないケースはないでしょうか？　さらにハラスメントの被害者だけではなく、行為者として訴えられた上司が自身の不注意な行動に気づき落ち込む、または身に覚えのないことを訴えられた怒りややり切れなさでメンタル不調を来すケースも多くあります。とくにハラスメント関連の問題は、ごく限られた担当者だけにしか情報共有されない傾向があります。日頃からの産業保健スタッフと人事労務部門との信頼関係の構築、人事労務担当者のメンタルヘルスに対する関心の高さがカギとなります。

外部機関との関わり

　次に、⑦事業場外資源として外部 EAP などの相談窓口を利用する場合の注意点として、前述した社内産業保健スタッフが別々に動いて対応が遅れるケースと同様の問題が生じる恐れがあります。従業員にとっては、会社から距離を置いている外部機関に安心感を求める場合もあり、情報共有は社内のスタッフ間以上に難しいでしょう。ただ、詳細な相談内容の共有は難しくても、産業看護職に限定して相談利用者だけでも把握することは選択肢の一つです。どこまで企業側に情報共有するか、EAP 機関によりその方針は異なりますので、企業側の要望を事前によく整理し、外部機関を選択する際の検討材料にしましょう。

家族との関わり

　最後は⑧家族からの相談です。指針でも、「労働者の家族に対して、ストレスやメンタルヘルスケアに関する基礎知識、事業場のメンタルヘルス相談窓口等の情報を社内報や健康保険組合の広報誌等を通じて提供することが望ましい」と説明していますが、ほかの項目に比べ、まだ実施できていない事業場が多い印象を受けます。とくに、中小企業では社内報や健康保険組合の広報誌がないケースも多いでしょう。ただ、そのような場合も、社員やその家族にお知らせする方法がないわけではありません。家族が利用できる健康診断などの福利厚生に関するお知らせ、年末調整などの税金に関するお知らせなど、頻度は少ないものの何らかの前例があるはずです。その通知手段を確認し、それに準じて「産業保健スタッフからのお知らせ」を作成できないか、検討するところから始めてみましょう。

（東川 麻子）

引用文献

1）厚生労働省. 職場における心の健康づくり：労働者の心の健康の保持増進のための指針. 2020.
https://www.mhlw.go.jp/stf/seisakunitsuite/bunya/0000055195_00002.html.

Part

2

早期発見・早期対応のポイント

不調者の把握

はじめに

　日ごろからメンタルヘルス不調者を見逃さないためには、何が必要となるでしょうか。まずは、メンタルヘルス不調とは何かをひも解くことから始めましょう。

　厚生労働省「労働者の心の健康の保持増進のための指針」[1] では、メンタルヘルス不調とは「精神および行動の障害に分類される精神障害や自殺のみならず、ストレスや強い悩み、不安など、労働者の心身の健康、社会生活および生活の質に影響を与える可能性のある精神的および行動上の問題を幅広く含むもの」と定義されています。職場でメンタルヘルス不調者をとらえていく視点というのは、病気の有無だけでなく、業務や職場を含めた生活に支障を来していないかを見ていくことが必要だということがわかります。

　産業看護職がどのようにメンタルヘルス不調者を理解し支援していくかについては、日本産業衛生学会「職場のメンタルヘルス対策における産業看護職の役割」検討ワーキンググループの報告書[2] が参考になります。そこでは「メンタルヘルスに関わる現象は、人と生活構造、環境、組織や社会体系および行動体系等が密に関連し合いながら引き起こされる、そのため状況を理解し解決に向けるためには、支援対象を生活する主体者として把握・理解しアプローチする必要がある。また、産業看護職は生活者としての対象を、身体面と心理面、社会面の統合されたトータルな視点でとらえ、専門的支援機能を持つ他の保健医療スタッフと連携しながら、全人的に支援すること」とされています。

　私たち産業看護職には、労働者を労働・生活・体調などのトータルな視点で理解し、メンタルヘルス不調を来していないかを判断し、全人的に支援することが求められています。本稿では、メンタルヘルス不調者を見逃さないために、産業看護職としてアンテナを高くして活動するうえでの心得的なことがらを伝えていきたいと思います。

労働者と直接関わる中で

　労働者本人からの自発相談、健康診断の問診や健診事後指導、若手面接や転入者面接といった施策面接などにおいて、労働者本人と直接会えるときには、どのような点に気をつけていけばよいのでしょうか。

1　面接時は多面的な情報収集を心がける

　日本産業衛生学会「職場のメンタルヘルス対策における産業看護職の役割」検討ワーキ

ンググループの報告書[2]には、「職場のメンタルヘルス活動の場において、たとえば精神的症状や心内に潜む悩み等は表出され難いものであるが、身体的症状や生活リズムの乱れ等については、労働者は産業看護職との面接場面で容易に訴えることができるので、これを糸口として、対象の内面に語りかけながら本質にせまり、メンタルヘルス関連の問題としての早期発見・対処に結びつけていく」と書かれています。

　このことを実践していくためには、まずさまざまな情報を系統的に収集していくことが必要です。情報収集やアセスメントツールはいくつかあり、自身に合ったものを利用するというのも一つの方法です。労働者を支援するわけですから、労働の視点での情報収集は欠かせません。筆者の経験から、「労働の視点」「体調（病態や治療状況を含む）の視点」「生活の視点」の3つの視点で情報収集していくことで、メンタルヘルス関連の問題をキャッチしていくことは可能だと考えています。この3つの視点の情報は、現時点でのもの、過去からどのように変化してきた結果であるのか（経過）、その情報にまつわる労働者自身の思いや考えなども含めて収集していけるとよいでしょう。その際、産業看護職自身の関心のあることや、聴き取りやすい内容の情報に偏っていないかを意識しながら面接に臨むことも必要です。以下に例を挙げて考えてみましょう。

頭痛を訴えて来所した労働者の事例：対応その1

　2カ月前から頭痛をたびたび自覚しており、もともと頭痛持ちで、これまで通り市販薬で対処してきたのだが、なかなかよくならないので相談に来所した労働者に対し、体調全般についての情報収集を行った。睡眠や食欲については、仕事が忙しく夜寝るのが遅くなったこと、昼は忙しくて食べない日もあるが、仕事はできているから大丈夫だとの回答であった。産業看護職は、労働者が未受診であったこと、頭痛の原因を確認する必要があると考え、受診勧奨を行った。

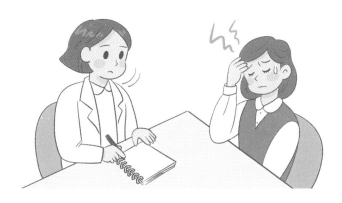

　この例では、労働者が頭痛の対処について相談に来たことから、看護職は体調を中心に

情報収集を行っており、またその情報に基づく判断は間違いではありません。しかし、情報収集に偏りがあるため、対象者の全体像が見えておらず、メンタルヘルス不調かどうかまでは見えてきていません。産業看護職が体調だけではなく、生活面や労働面などをもう少しだけ意識して情報収集を試みたらどうなったのか、その展開を見てみましょう。

頭痛を訴えて来所した労働者の事例：対応その2

　生活や労働について具体的に聴いてみたところ「以前と比べて寝る時間が遅くなり、寝付くのに時間がかかるようになった。お腹はすくけれど、食べたいという気持ちが薄れている。昼食は時間がないせいもあるけれど、同僚と食べに行く気になれない」と話し始めた。さらに、それらが生じてきた時期や背景、仕事の様子やプライベートについて尋ねると「実は仕事があまりうまくいっていない。3カ月前に上司が変わり、今までの人とタイプが違う。細かいというか、逐一いろいろ言われている感じで。資料を作ってもなかなかOKがもらえない。自分が悪いんです」と話した。さらに具体的に聴くと「仕事が滞り、抱えてしまっている。会議中、みんなが話していることがわからなくなるときもある。頭痛があり、午前中の休みを取ることもある。上司はもとより同僚も忙しい人ばかりで相談しづらい。家族には仕事のことは相談してこなかったので、今さら相談できない。妻も育児で忙しく、最近は喧嘩が多くなった。自分の能力が足りないからダメなんです……」とのことであった。

　産業看護職が、体調（症状）だけではなく、生活や仕事のことも聴くようにしたところ、労働者の悩みや生活や仕事の様子を話してくれました。どうやら上司との人間関係のストレスがあり、上司はもとより同僚や家族にも相談できずに問題を抱えていること、業務遂行に問題を抱えていること、家族の関係変化など生活面での支障も出ていることなどから、メンタルヘルス不調を来していることが見えてきました。

　看護職を対象とした調査[3]によると、メンタルヘルス不調者への対応の際の困りごととして、問診などで自覚症状が挙げられていても、メンタルヘルス不調に関わりがあるかどうか判断に迷う、早期の兆候をどのようにとらえてよいかわからないといったことが挙げられていました。産業看護職は自覚症状をきっかけに、労働者を取り巻く生活や労働面を含めた多面的情報により対象者理解を深めようとする中で、対象者の語ることを十分に聴いて対象者の語りを広げていき、話された内容を整理しながら、共に問題を見つけていく姿勢を持ちましょう。そして、体調不調と生活リズムなどの変化、それらにより業務遂行ができていないことを確認したならば、対応が必要だと判断し、産業医に報告・相談します。こうした基本的動作を身につけておけば、仮にメンタルヘルス不調者であるかどうかは別としても、支援が必要な対象者を見逃さずに済むでしょう。

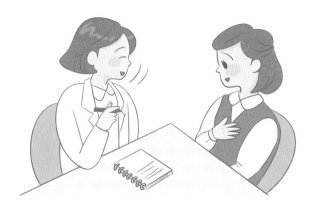

　こうしたことを頭に入れておけば、健康診断の問診時などの短い面接時間であっても、メンタルヘルス不調者を見逃さないという意味での対応は可能だと考えます。多面的情報収集が難しいと感じている初心者では、面接シートに押さえておくべき項目を記載しておくなどの工夫を行うことで、情報を上手に収集することができます。

　可能であれば、労働者本人のみからの情報だけでなく、上司や同僚などからその労働者の職場での様子について情報を集めることも大切です。より明確に多面的に状況を把握していくことが可能となり、理解が進むからです。この際、信頼関係が崩れることにつながるような内容、個人情報の取り扱いには、十分に注意して進めることが必要です。

2　心の内に潜む悩みなどを表出してもらうために

　自身の心の内にある問題を、この場で明らかにしてもよいものか、対象者は悩みながら来所していることがあります。心理的安心感や安全感が保証された場、つまり心理的環境が整えられた場があると感じられて、対象者ははじめて自身の問題を話してもよいと思うことができます。心理的環境が整うとは、下記が整った状態とされています[4]。

　①対象者が受け入れられていると感じられること
　②対象者が感じることや思うことの自由な場が保証されていること
　③対象者の主体性が尊重されていること
　④面接の場で話されたことが守秘されること

　対象者を安心させることができれば、心理的環境が整い、自身のことを話そうと思ってもらえます[5]。面接の場で自身のことを話してよいのか迷っている様子、すなわち要領を得ない返事や当たり障りのない話をする、自分ではなく同僚の話をするなど、面接の場の居心地が悪いときに表出されるサインをとらえたら、その意味を尋ねてみましょう。

　「ご自身のことを話すことに不安を感じる人は多いですよ」
　「個人的なことを話すというのは、勇気がいるものです」

　対象者が自身のことを話し始めたら、身体症状にせよ、生活面や労働面についての情報にせよ、そこに対象者の気持ちや思いがどう重なっていたのかを受け止めていくことが、

メンタルヘルスに関する問題を対象者が自ら表出させていく、さらなる後押しになります。このように、看護者が対象者の話をよく聴き、受容と共感により理解を示すことは、本質的課題を見つけ出し、向き合っていく基盤を作ることにつながります。

3 継続的支援につなげる

健診結果、健康測定結果、健康診断時の問診や保健指導、健康相談など、日常の活動においても、労働者の多面的な情報を収集し、そこから健康状態や健康ニーズを理解するようにしましょう。このときに収集した情報や、産業看護職としてのアセスメントは記録に残し、その労働者の支援に役立てていきます。目の前に座っている労働者が、以前の記録にある様子とは異なると気づければ、そこから話を広げていき、不調を見逃さずに済むかもしれません。

また、メンタルヘルス不調に陥ってしまった労働者について、職場でどのようなストレスがかかっていて、どのように対処していたのか、周囲のサポート状況がどうであったのか、プライベートの状況や生活はどうであったのかなど、支援を通して得られた情報は整理し、記録に残すほか、自身に蓄積しておきましょう。情報の蓄積は、メンタルヘルス不調者を見逃さないための産業看護職のアンテナをより高くしていくために役立ちます。

さらに、当該労働者をどのように支援したのか、自身の支援を振り返って評価・分析を行うことで、支援力の向上に努めましょう。産業看護職の上司や先輩にスーパーバイズしてもらうことや、産業医や心理職の視点からのコメントをもらうことなどにより、自身の視野が広がり、支援力を高めることができるでしょう。

Column 労働者の気づきを育てる

メンタルヘルス不調があるかもしれないと、自ら連絡してきた労働者がいました。現状を確認したところ、確かにその可能性があると思われました。その労働者が言うには、「10年ほど前、仕事のことで悩んでいたときに相談に乗ってくれた産業看護職が、メンタルヘルスの不調のサインがどういったものかを教えてくれた。様子を見ていたが、今回はそれに該当するかもしれないと思って連絡した」とのことでした。10年前に関わった産業看護職が、労働者の状況や健康課題を理解し、その人のセルフケア力を高めるための支援（教育的関わり）を実施していたことで、自ら不調に気づき、相談を申し出ることができたという一例でした。産業看護職が真摯に労働者への支援を行う中で労働者の気づきを育てていたことが、不調を見逃さず早期対応につながりました。そのときどきの関わりが、時間を経ても活かされる、産業看護職としての支援が見えたような気がしました。

不調の起こりやすさ・特徴をとらえておく

　新入社員、異動後や昇格後の労働者は、メンタルヘルス不調が生じやすいハイリスク者です。また、長時間労働が恒常的に見られている職場や、ストレスチェックの結果から職場のリスクが高い、あるいは悪化が見られる職場、メンタルヘルス不調者の発生が相次いでいる職場などは、メンタルヘルスのハイリスク組織・集団だと考えられます。加えて、ハラスメント関連事項は、仕事の量および質の大きな変化とともに、仕事上の強いストレス要因であると見なされている頻度が高く[6]、ハラスメントの生じている職場もその一つです。メンタル不調者を見逃さないためには、メンタルヘルス不調の起こりやすい条件の認識と把握とが必要です。常日頃から、産業看護職が担当する組織・集団の動向や労働者の様子を観察し、その労働者や集団・組織のスタンダードラインを理解しておくと、いつもとの違いにアンテナが反応します。

　また、ストレスチェックや健康診断、過重労働状況の分析などから、健康課題を押さえておくことも大切です。このことは、メンタルヘルス不調者への看護職自身のスクリーニング精度を上げるだけでなく、メンタルヘルス不調者を見逃さないという産業看護職自身の意識を高めるうえで役立ちます。

　さらに、メンタルヘルスと関連がある項目について整理しておくことも役に立ちます。たとえば、労働者の年代とメンタルヘルス関連項目について、20代では職場への適応に関する問題や上司・同僚とのコミュニケーションの問題が、30代では業務量、質的負担、量的負担、過重労働といった業務に関する問題が、40代では適応や業務内容というよりは家庭の問題が多くなる[7]ことなどが報告されています。その年代が抱えやすい問題が何であるかを知っておくと、面接時の対象理解の手助けになります。

　精神疾患の理解やストレス対処法、発達課題、職業キャリア上の発達課題などの、産業看護職がメンタルヘルス支援を推進していく上で必要な知識を押さえておくことは言うまでもありません。土台があっての実践力です。

（佐藤 左千子）

引用参考文献

1) 厚生労働省. 労働者の心の健康の保持増進のための指針について. 2006年3月.
http://www.mhlw.go.jp/houdou/2006/03/h0331-1.html
2) 日本産業衛生学会 「職場のメンタルヘルス対策における産業看護職の役割」検討ワーキンググループ. 「職場のメンタルヘルス対策における産業看護職の役割」に関する報告書. 2006年7月19日.
3) 近藤信子ほか. 産業看護職からみた労働者のメンタルヘルス不調の予防と早期介入・支援のあり方に関する研究. 厚生労働科学研究費補助金（こころの健康科学研究事業）分担研究報告書. 2011年3月.
4) 畑中純子. 40Caseで納得→実践 保健面接ABC：今日から使える！エキスパートの面接技術. 河野啓子監修. 大阪, メディカ出版, 2012（産業看護別冊）.
5) J.S Zaro, JSほか. 心理療法入門：初心者のためのガイド. 森野黎一ほか訳. 東京, 誠信書房, 1987.
6) 廣尚典. 働き盛り世代のメンタルヘルスの現状と課題. 総合健診. 43 (2), 2016, 304-12.
7) 池上和範ほか. 若年労働者のメンタルヘルス不調の特徴と対策：自由回答式質問票を用いた横断調査. 産業衛生学雑誌. 56 (3), 2014, 74-82

2 受診勧奨

 はじめに

　労働者自ら、または管理監督者（上司）から、もしくはストレスチェックや健康診断などのスクリーニングによって不調者を把握した場合、専門医療機関への受診が必要になることがあります。産業看護職は、労働者や管理監督者の持ってきた健康課題をまずは受け止め、産業看護職としての判断（アセスメント）をすることが必要となりますが、あらかじめ事業場内外の人的資源を活用する仕組みをつくっておくと、円滑に受診勧奨することができます[1]。

 受診勧奨の基本的流れと対応のポイント

　表1に受診勧奨の基本的流れと対応のポイントを示します。以下に、この表に沿って詳しく解説していきます。

表1 受診勧奨の基本的な流れと対応のポイント

受診勧奨の基本的な流れ	対応のポイント
①事前準備 　人的資源を活用する仕組みづくり	・産業医との対応方法の明確化 ・外部医療機関（専門医）の把握 ・メンタルヘルスに関する啓発活動の実施
②情報収集とアセスメント	・信頼関係の構築（ラポール形成） ・ストレスに関連する症状・不調の確認 ・就業継続への影響度の判断 ・就業上の配慮の必要性判断
③産業医へのつなぎ	・医学的判断による受診指示 ・紹介状発行による適切な医療・治療へのつなぎ
④産業看護職による受診勧奨	・相談者ニーズの把握 ・全人的な理解 ・共通の理解・協働のための基盤形成 　（問題の明確化・目標設定・意思決定の共有） ・プライバシー保護
⑤受診結果の把握	・受診日、受診医療機関、主治医名の確認 ・診断書・回答書、主治医意見の確認 　（休養の必要性、就業上の配慮、就業制限等） ・通院頻度、服薬内容の把握

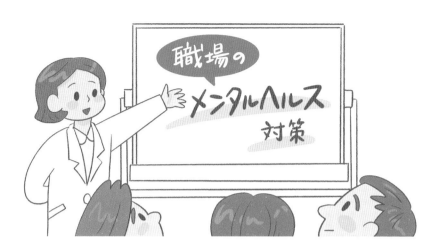

1　事前準備（人的資源を活用する仕組みづくり）

　産業看護職が不調者を把握して、受診の必要性を判断した場合の対応方法について、あらかじめ産業医と相談して明確化しておくことで、円滑に医療機関につなぐことができます。とくに、産業医が常時いない場合は、産業看護職が外部医療機関やご家族と直接、連絡や調整を行う場合もありますので、どこまでの対応を産業看護職の判断で実施してよいのか（事後報告でよいのか）、または報告をしたうえで、対応すべきなのかを明確にしておくと円滑に対応できます。加えて、自傷他害や行方不明の恐れがある場合などの緊急事態が発生した場合の対応についても明確にしておくとよいでしょう。

　また、受診勧奨が必要になった際に受診先を紹介しやすいように、労働者が受診しやすい外部医療機関を一覧にしておくとよいでしょう。できれば、事業所の近医だけでなく、従業員が多く生活している市町村ごとに専門病院やクリニックを一覧化したり、MAP を作成して受診者へ提供できるようにすると、受診者が安心して受診することができます。厚生労働省のウェブサイト「こころの耳」に掲載されている「全国医療機関検索」を活用すると、精神科・心療内科などの医療機関が検索できます[2]。

　なお、精神科専門医へ受診することによって不利益を被ることに不安を感じている労働者も少なくなく、事業者側や職場の管理監督者に偏見がなくなるようにメンタルヘルス不調に関する啓発活動を実施し、正しい知識を普及していくことも必要です[3]。

2　情報収集とアセスメント

　産業看護職は、適切なアセスメントを行うために、正確な情報を収集する必要があります。そのためには、カウンセリングマインドである受容（無条件の肯定的配慮）と共感（共感的理解）の姿勢で積極的傾聴を行い、相手の感情や問題の理解に努めることで、ラポールの形成につながります[4]。相談者は、産業看護職に自分の問題を的確に理解してもらえたことで安心感と信頼感を抱き、問題解決に向けて話を進めることができます[4]。

表2 受診が必要と判断する基準

生命の保護または、安全管理が必要 （自傷他害や行方不明などの恐れがある）	死にたい、消えてなくなりたい、などの発言をする ・自殺企図、自殺未遂、自傷行為、失踪 ・交通事故や不安全行為を頻繁に起こす ・他人に危害を与える ・無断欠勤を繰り返す
相談者の健康確保が困難 （症状による相談者の苦痛が著しい） （症状の悪化または継続がある）	・身体的な症状・不調 　（不眠・食欲低下・疲労感・頭痛など） ・心理的な症状・不調 　（憂うつ感・不安感・イライラ感など） ・行動的な症状・不調 　（生活の乱れ・飲酒、喫煙量の増加・暴言など）
症状により業務に支障が出ている	・病気休暇、欠勤、遅刻・早退などの勤怠不良を繰り返す ・仕事の能率低下 ・集中力・判断力などの業務遂行力の低下
職場における安全配慮義務の履行が困難	・安全な労務提供ができない

（文献 6，7 を参考に作成）

　また、相談者の表情や目線、声のトーンや大きさ、姿勢や態度、服装などを表出された言語と合わせて観察し、相談者の感情や性格、認知度および反応などによって関わり方を変えながら健康状態を把握することも必要です[5]。加えて、必要に応じて、客観的な情報（健診結果や所属長などからの情報など）をもとに、産業看護職としてのアセスメントを行います。

　とくに、ストレスに関連する症状・不調の継続や悪化により、就業継続への影響があり（このまま働ける状態なのか）、就業上の配慮が必要となった場合は、産業看護職として受診の必要性を判断し、産業医へつなぐ必要があります[6]。受診が必要だと判断する基準については表2に示します。

3　産業医へのつなぎ

　産業医がいる場合は、相談内容を整理し、産業看護職としての判断（アセスメント）を報告します。産業医は必要に応じて面談を行い、このまま働ける状態なのか、働く上での配慮が必要なのかなどを判断し、受診が必要な場合は産業医より相談者へ受診指示を行います[1]。可能であれば産業医より受診先の主治医あてに紹介状を発行してもらうと、さらに円滑な治療への橋渡しができ、主治医からの回答書をもらうことで受診結果（主治医意見）の確認もできます。

4　産業看護職による受診勧奨

　産業医がいない、もしくは受診勧奨時に不在の場合は、産業看護職が直接、受診勧奨を行うことになります。受診勧奨の際には、相談者のニーズを把握しながら、相談者の健康

確保と安全配慮の観点から受診の必要性を説明し、相談者の同意を得たうえで、主体的行動として受診してもらうことが重要です。そのためには、相談者の視点に立った十分なコミュニケーションが必要です。

　産業看護職は、心身の異常や症状から考えられる疾患（disease）だけに着目するのではなく、社会心理的側面も含めた相談者の生活の中での体験である病（illness）に焦点を当て、相談者の職業、日常生活、信念、家族など全人的に理解することが必要です。そして、相談者との十分なコミュニケーションを通じて問題を明確化し、受診するという目標設定・意思決定を共有するなど、相談者と産業看護職で共通の理解、協働のための基盤を形成していくことが大切です[8]。

　さらに、受診行動のみならず、相談者に主体的行動として治療に臨み、回復してもらうためには、自分自身のストレス要因とメンタル不調の理解をしてもらうことが必要です。図1の職業性ストレスモデルで説明するとわかりやすいでしょう。

　職場のメンタル不調は、この職業性ストレスモデルに照らし合わせると、「ストレス反応」として出現した不眠や食欲低下、あるいは「疾病」として出現した抑うつに関しては、外部医療機関による治療（投薬・休養など）により改善されます。しかし、仕事のストレス要因の部分は、外部医療機関が解決することは不可能であり、事業者が解決していく必要があります[10,11]。したがって、産業看護職は「ストレス反応」「疾病」としての問題の改善のために、受診の必要性を説明するとともに、治療に加え、「仕事のストレス要因」「個人要因」「仕事以外の要因」「緩衝要因」についても、共通の理解、回復に向けた協働

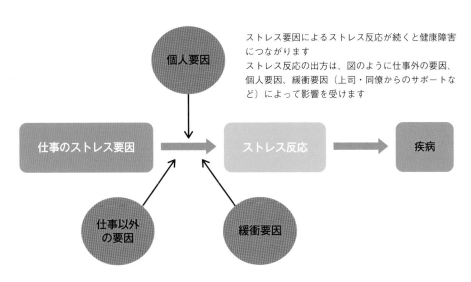

ストレス要因によるストレス反応が続くと健康障害につながります
ストレス反応の出方は、図のように仕事外の要因、個人要因、緩衝要因（上司・同僚からのサポートなど）によって影響を受けます

図1 NIOSH（アメリカ国立労働安全衛生研究所）の職業性ストレスモデル　　　　　（文献9より転載）

のための基盤を形成し、産業医、職場などと連携して対応していくことが必要です。

5　受診結果の把握

　受診勧奨時には、受診後に想定される「通院・服薬」および「休養」となった場合の対応を、あらかじめ考えておく必要があります。不調者へ受診勧奨を行う前に、産業看護職が可能な範囲で想定したうえで、不調者との面談時に一緒に考えることが必要です。

　受診後には、必ず受診結果を不調者から連絡してもらうように説明し、受診結果を把握し、産業医へ報告します。紹介状の回答書や休養診断書が発行された場合は、産業医へ提出し、産業医の指示を仰ぎます。

　受診結果から「通院・服薬」となった場合は、産業医との面談による「就業上の配慮」が必要ですし、「休養」となった場合は、休養に専念できる環境を整える必要があります。不調者と相談し、ご家族や管理監督者と連携をとることも必要です。職場の管理監督者への報告は、個人情報になるため、不調者本人から実施してもらうことが望ましいですが、不調者と管理監督者の信頼関係がない場合などで不調者が拒否する場合は、産業看護職から管理監督者へ説明してもかまいません。ただし、不調者と「どの管理監督者へ、どのような内容を報告するか」について、あらかじめ相談しておくことが重要です。

　産業看護職にはコーディネーター役となって、産業医・管理監督者、人事担当者と共通認識をもって、それぞれの役割を理解して進められるような働き掛けが求められます[12]。

（松浦 清恵）

引用参考文献

1）厚生労働省. こころの耳：働く人のメンタルヘルス・ポータルサイト. 15分でわかる事業場内産業保健スタッフ等によるケア.
　https://kokoro.mhlw.go.jp/e-learning/staffcare/
2）厚生労働省. こころの耳：働く人のメンタルヘルス・ポータルサイト. 精神科・心療内科などの医療機関.
　https://kokoro.mhlw.go.jp/facility/
3）厚生労働省. 職場におけるメンタルヘルス対策について（論点整理）.
　https://www.mhlw.go.jp/stf/shingi/2r9852000000uuau-att/2r9852000000uudz.pdf
4）畑中純子. 40Caseで納得→実践 保健面接ABC：今日から使える！エキスパートの面接技術. 河野啓子監修. 大阪, メディカ出版, 2012（産業看護別冊）.
5）池田智子. 保健の実践科学シリーズ 産業看護学. 東京, 講談社, 2016.
6）中央労働災害防止協会. メンタルヘルス推進担当者 必携. 第3版. 東京, 中央労働災害防止協会, 2015.
7）愛知県. 職場のメンタルヘルス対策ガイドブック. 2020年5月25日更新.
　https://www.pref.aichi.jp/soshiki/rodofukushi/0000049071.html
8）石川ひろの. 保健医療専門職のためのヘルスコミュニケーション学入門. 東京, 大修館書店, 2020.
9）厚生労働省. こころの耳：働く人のメンタルヘルス・ポータルサイト. 15分でわかるセルフケア.
　https://kokoro.mhlw.go.jp/e-learning/selfcare/
10）花谷隆志. 「発症に至るストーリー」を適切に言語化しそれに基づいた合理的対応を継続する. 産業保健と看護. 12（6）, 2020, 6-13.
11）花谷隆志. 職場のメンタル不調は、なぜ治りにくいか？. 産業ストレス研究. 27（4）, 2020, 389-97.
12）高崎正子. 対応フローの構築と部門間の連携. 産業保健と看護. 12（6）, 2020, 14-20.

Memo

職場調整

はじめに

　本稿では、メンタルヘルス不調者を見逃さないために、職場環境をどのように整えていくかについて考えていきたいと思います。一口に職場環境といっても、さまざまなことが含まれています。ここではメンタルヘルス不調者を見逃さないようにするために、とくに管理監督者（上司）の役割遂行を促していくことを通して労働者の相談しやすい環境を整備し、労働者や上司をはじめとした職場関係者からメンタルヘルス不調者に関する相談を早期に産業看護職に共有してもらうため、産業看護職の相談窓口を機能させていくには何をすればよいかという点に絞って解説します。

労働者を見守る体制づくりと相談しやすい環境の整備

1　メンタルヘルス不調者を早期にキャッチできる目を養う

　メンタルヘルス不調に陥ったことがある労働者を対象とした調査で、こころの不調に陥ったとき、とくに困ったことについて尋ねたところ、最も多かった回答は「職場に相談相手がいなかったこと」でした。また、事業所にしてほしかったことの第1位は、メンタルヘルス不調への気づきと対応における相談体制に関する「相談しやすい職場環境の整備」でした[1]。この調査結果からもわかるように、職場には労働者が上司に安心して相談できるような環境づくり、健康管理センタなど事業場内産業保健スタッフや、場合によってはEAPといった事業場外専門スタッフへ相談していけるよう体制を整え、機能させていくことが、メンタルヘルス不調者の早期発見・介入には欠かせません。

　職場では、メンタルヘルスに不調を来した労働者を把握しているのは職場の上司などの管理監督者や同僚であることが多い[2]ので、まずは職場関係者、とくに上司にメンタルヘルス不調者を早期にキャッチできる目を養ってもらうこと、また、労働者からの相談に適切に対応できるように、その必要性の理解を促し、実践対応力を高めていくように支援し、相談しやすい環境整備を進めていくことがスタートとなります。

2　事例性の視点

　事例性の視点を持つとは、労働者が「病気なのか？」ではなく「働けているか？」（業務遂行上の問題の有無）を見て、労働者にいつもと違う様子がないかをとらえていくことを意味します。職場が、とくに上司がその軸を持たないと、事象に介入してよいのかを判

断しづらい、声をかけるタイミングがわからない、衛生管理者や人事労務担当者との情報共有や産業保健スタッフへの相談をためらうといったことにつながり、メンタルヘルス不調者を見逃したり、悪化を招くことになりかねません。したがって、上司をはじめ、衛生管理者や人事労務担当者にも事例性の視点で、部下（労働者）に対応してもらえるように働きかけていきます。実際にケースの相談があった際には、職場関係者の視点のズレはないかを都度チェックしながら、なぜ事例性の視点が必要なのかを理解してもらい、その視点で行動してもらえるよう、継続的かつ教育的に関わっていくように努めます。

3　「見る・聴く・つなぐ」をセットで

　労働者が上司に相談しても、上司が労働者の相談に耳を傾けなければ、実際の状況を適切に理解し、対応することはできません。上司には、労働者の話を聴くことの必要性や目的、方法を理解し、実践してもらうことが大切です。先に述べた事例性の視点で、いつもと様子が違う労働者に話を聴くことを促す際、労務提供できていない背景に体調不良があるようなら産業保健スタッフにつなぐ、上席や総括管理者、職場の衛生管理者や人事労務担当者にも情報共有するといった「見る・聴く・つなぐ」をセットにして伝えていくと、自身が取るべき行動の流れが見え、実際に動いてもらいやすくなります。

　また、「つなぐ」ことは、上司が一人で問題を抱えてしまい、事例対応が後手後手になることを防ぎます。上司一人の判断に委ねずに最善の策を検討していける、上司一人で責任を負わずにすむサポート体制づくりにつながるなどのメリットもあると考えています。

4　セーフティネットの構築

　上司には、労働者からの相談に適切に対応できるよう、傾聴やメンタルヘルス不調者対応力を伸ばすための教育研修を職場に求めていくことが必要です。その職場の抱える具体的事象から、メンタルヘルス不調者を見逃してしまいかねない課題を発見し、その解決のための道筋をつくる働きかけを施策化して進めて行く方法もよいでしょう。これらは職場に主体的に実施してもらうこと、継続的に実施することが望ましく、できれば毎年の事業所の年間計画に組み込まれるよう働きかけていきます。

　その上で、直接のラインだけではなく、斜めの関係（自身の直接の部下ではなくても）であっても組織内で労働者を見守る目を増やし、メンタルヘルス不調者を見逃さないためのセーフティネットを広げていくよう、職場を動かしていきます。職場に同じような目が増えることで、上司一人では不調をとらえられなかった、対応が遅延するなどの問題を予防していけるほか、上司自身が他の管理者へちょっとした相談がしやすくなる、職場管理者同士による相互支援およびチェック機能が働くといった効果も期待できます。

Part 2

3

職場調整

　新しい働き方として、テレワークが導入された職場も増えてきました。こうした職場の「みる・聴く・つなぐ」は、どのように進めたらよいのでしょうか？　テレワーク中心の環境下では、物理的に同じ空間にいて、五感で感じ取っていた部下の変調に気付きにくくなります。出社していた頃は一日中様子をうかがうことができましたが、テレワークでは画面上で会話をするときにしか様子をうかがえなくなり、ビデオがオフだと顔色もわからず、服装の乱れなどにも気づくことができないなどの課題があるようです³⁾。業務管理の見える化を促進し、対話型マネジメントを通して部下の業務管理面での把握を能動的に進めること、その中で気になる労働者へはビデオオンにして互いに顔を合わせながら話を聴き、様子を確認するといった、上司の積極的姿勢がより必要となるでしょう。あらかじめ定期的に労働者との1on1ミーティングの機会を設定しておくと、上司にとっては部下の状況を定期的に把握することができ、労働者からは相談しやすい環境がつくられることになり、双方にメリットがあると思われます。この際、上司は、双方向のコミュニケーションとなるような配慮、部下が相談しやすい雰囲気づくり、何を話しても大丈夫という心理的安全性の向上を促すという意識を持つことがポイントとなります。必要時には、対面でのリアルな状況下で確認していくことへの理解も大切になるでしょう。

産業看護職が機能する相談窓口となる

　「もう少し早めに相談してくれたらよかったのに……」「（不調者を抱える上司に対して）どうしてもっと早くつないでくれなかったのかしら……」など、現場で活動していると、若手に限らず多くの産業看護職のつぶやきを耳にします。そこには、労働者本人に対しては「何かあれば早めに相談してくださいね」、上司に対しては「気になることがあればつないでくださいね」と伝えてきたのに……という、スタッフのやるせない思いを感じます。産業看護職が「機能する」相談窓口となるには、労働者や職場へどのように働きかけたらよいのでしょうか。

1　相談しやすい産業看護職になるための基盤づくり

　労働者や職場関係者に「相談してよかった」という経験値を増やしてもらうことが大切です。過去に親身になってもらえたという経験や、的確な対応や適切な支援を受けたという記憶は、のちに労働者自身がメンタルヘルス不調に陥ったときや、あるいは上司として部下の相談に乗ることになった際の、「この人なら力になってもらえる」という確信につながります。メンタルヘルスに限らず、労働者や職場関係者への相談対応では、専門職として真摯に進めるという姿勢と態度を持ちましょう。

　また、相談を待っているばかりではなく、求められていなくても職場に出向き、職場の中で多くの労働者や上司、衛生管理者や人事労務担当者とコミュニケーションを取り、関係づくりを進めるといったアウトリーチとしての活動も必要です。職場での何気ない会話を通し、互いの共通言語を増やしていくことを意識します。話しやすさとともに、何をどのように相談すればよいかといったことが見えてくることが、相談の垣根を低くするために必要だと考えています。

　労働者一人ひとりの特性や情報を把握している産業看護職がいる、その窓口は常に開かれていて、悩みを持つ労働者や、部下を心配する上司との面接をいつでも安心して受けられると感じてもらえることが、相談窓口を機能させていくためには必要[4]ですから、このような環境が保たれるように活動を継続させていきます。なお、当たり前のことですが、何気ない会話にせよ、相談内容にせよ、労働者や上司などから聴いた内容は、個人情報としての取り扱いが保証されていなければなりません。

2　産業看護職の役割、調整力を発揮する

　上司をはじめとした職場関係者からのメンタルヘルス不調者についての相談では、相談者のフィルターを通した解釈や感情が入り込んでいるために伝えるべき情報に偏りがあったり、どこまで自分たちが関わるかの線引きができておらず、役割を超えた対応をイメージすることで話が複雑化していることなどにより、どのように対応したらよいかがわからなくなっていることが多いように思います。日頃から労働者一人ひとりの特性を把握し、職場の様子を把握している産業看護職は、相談の糸口から状況の全体像を把握することができます。

　まずは相談者とともに、相談内容に盛り込まれている情報を整理しながら、不足情報を確認し、本質的課題を見つめていく作業を行います。次に、相談に出てくる登場人物の役割がどう果たせていないのかを見定め、相談者とともに、不調を抱える労働者本人がすべきこと、職場（管理者および人事など、登場人物に応じて示す）がすべきこと、産業保健スタッフがすべきことを、役割に沿った形で整理し直します。それから課題を解決していくために各々がやるべきことを具体的に示していきます。筆者の所属する健康管理センタ内の産業看護職の間では、このことを「交通整理」と表現しています。

　相談後は、その後の様子について、相談者に能動的に声をかけながら実施状況をウォッチングします。それぞれが必要に応じて役割を果たせるよう、サポートを継続していきます。上司の役割意識を醸成していくことは、上司の相談や連携力を成長させることがわかっています[5]。相談対応を行う中で、複数の関係者間の調整を行うこともままあります。産業保健スタッフは独立した立場で関わりますが、関係者の利害や感情的なことも各々によく聴きながら、コンフリクトを生じさせているのは何かを分析し、問題解決に向けて、やはり各々の役割、ミッションを明確にすることを中心に調整を行っていきます。

Column 産業看護職は相手を動かす力をすでにたくさん持っている！

　調整には、相談相手が納得して態度や行動を変えてもらうための働きかけが必要です。働きかけにはさまざまなものがありますが、これを意図したコミュニケーションを「説得的コミュニケーション」といいます [5]。産業看護職が調整を行う際は、説得的コミュニケーションの送り手になるということです。より説得力が高く、望ましい送り手の要件とは、どんなものでしょうか。それは、信憑性（専門性と信頼性）、魅力（個人的な好感や親しみやすさ）、統制力（私的受容を伴わないが、送り手の判断や意思を受け手に受け入れさせる力）が備わっていることです。とくに信憑性は、受け手の内面に深いレベルの説得効果を生じさせ、かつ生じた説得効果を長期にわたって持続させるために必要な要件だとされています。

　産業看護職は、労働者や職場関係者から見れば専門職であり、私たちの言動は、実はすでに相手の内面に深いレベルの説得効果をもたらすに十分な要件を備えています。産業看護職が専門知識を持ち、その知識を公正に伝達する、信頼できる人物であると認知されることは、職場調整において重要なポイントだと考えています。そして、労働者の最も身近にいる産業看護職であることで、親しみやすさや好感といった魅力の要件も加わることになります。自信を持ちましょう！　そして、このことを自覚しましょう。常にこのような存在であると受け止めてもらえるように、活動は看護過程を基盤に支援を行うことや、役割を果たすこと、自己研鑽を重ねていくことを確実に進め、専門性と信頼性と魅力を常に高めておくようにすること、これこそが調整力を維持し、高めていくことにつながると考えています。

　このように、産業看護職が期待されている調整機能をしっかりと発揮していくことが、実は職場関係者の「相談してみよう」という動機につながると考えています。

（佐藤 左千子）

引用参考文献

1) 横山和仁. 労働者のメンタルヘルス不調の予防と早期支援・介入のあり方に関する研究. 厚生労働科学研究費補助金（労働安全衛生総合研究事業）総合研究報告書. 2011 年 3 月.
2) 独立行政法人労働政策研究・研修機構. 職場におけるメンタルヘルス対策に関する調査. JILPT 調査シリーズ. 100, 2012.
3) 高橋英樹ほか. テレワークにおける健康管理の実際. 産業精神保健. 28 (4), 2020, 326-31.
4) 花谷隆志. 「発症に至るストーリー」を適切に言語化しそれに基づいた合理的対応を継続する. 産業保健と看護. 12 (6), 2020, 6-13.
5) 佐藤左千子ほか. 就業中のメンタルヘルス不調者に対応する管理監督者の心理的負担についての実証研究. 産業精神保健. 26, 2018, 233-45.
6) 深田博己. インターパーソナル・コミュニケーション：対人コミュニケーションの心理学. 京都, 北大路書房, 1998.

豆知識　メッセージ要因の効果

　説得に関するコミュニケーション技術を紹介します。信憑性、魅力が同じであり、かつ同じ内容のメッセージであっても、その構成方法や提示方法が変わると説得力が変わることが知られています。身につけておくと役立つかもしれません。

一面提示両面提示…説得方向に対する賛成論だけで説得する場合を一面提示、賛成論だけではなく反対論も含めて説得メッセージを構成する方法を両面提示といいます。受け手が説得方法とは反対の立場であるときや、教育程度が高く、知識を多く持つ場合には両面提示が有効だとされています。

結論明示と結論保留…送り手が受け手に対して結論を明確に示すやり方が結論明示で、結論を引き出すことを受け手に任せるのが結論保留です。コミュニケーションの内容が複雑で論旨が理解しにくいとき、説得話題に関する受け手の自我関与が低いときは、結論明示が効果的です。コミュニケーション内容が理解しやすいとき、受け手の知的水準が高いとき、説得話題に関する受けての自我関与が高いときには、受け手が十分に結論を引き出せるので、結論保留が効果的だとされます。

クライマックス順序と反クライマックス順序…結論を最後に述べるクライマックス順序と、最初に述べる反クライマックス順序です。関心がある人にはクライマックス順序が、関心がない人には反クライマックス順序が有効だとされています。受け手が説得話題に関心があり、送り手の説得に耳を傾ける場合にはクラマックス順序が効果的です。反対に、受け手が無関心で耳を傾けそうにない場合は、最初に受け手の関心をひきつけるための盛り上がりがある反クライマックス順序のほうが効果的です。

情緒的アピールと理性的アピール…送り手が受け手の感情に訴える説得を行うのか、受け手の理性に訴える説得を行うのかということも説得効果を左右します。代表的な情緒的アピールに恐怖アピールがありますが、これは受け手に危険が迫っていることを強調し、その危険を回避するための対処行動を勧告する形式の説得的コミュニケーションです。勧告情報はもし勧告された対処行動を実行すればどれくらい危害を回避できるかという対処行動の効果性に関するものが中心となります。

フレーミング効果…同じ事象であっても表現の仕方が変わると受け取られ方が異なるという効果のことです。肯定的なフレームと否定的なフレームに大別できます。肯定的なフレームで表現された方が好まれます。

（文献6より引用）

初回面接

はじめに

　産業看護職の役割は、「事業者が労働者と協力して、産業保健の目的を自主的に達成できるように、事業者、労働者の双方に対して、看護の理念に基づいて、組織的に行う、個人・集団・組織への健康支援活動」と定義されています。中でも「面接」は、産業看護職として対象者である従業員と直接ふれあい、時間と空間を共有しながら看護技術を提供する、重要な健康支援活動のうちの一つです。出会いは一期一会とも言われます。本稿では、メンタル不調を来した対象者と産業看護職との出会いである「面接」について、考えていきたいと思います。

初回面接に至る3つのプロセス

　産業保健の場において、メンタルヘルス不調（以下、メンタル不調）を来した対象者が産業看護職との面接に至るプロセスは3つあります。

1　自発面談

　まず、労働者が不調を自覚し、社内の相談窓口である産業看護職との面接に自らエントリーし、面接に至るのが「自発相談」です。この自発相談に対象者がエントリーするには、エントリーすることに対するハードルができるだけ低く設定されていることが重要となってきます。

　厚生労働省「労働者の心の健康の保持増進のための指針」[1]では、①労働者自身がストレスに気づき、これに対処すること（セルフケア）の必要性を認識できるように事業者と産業保健スタッフが協働してメンタルヘルスケアの積極的推進を行うこと、②日頃からメンタルヘルス相談の窓口が広く周知されていて、対象者が自らメンタル不調を自覚した場合にエントリーできる環境づくりを行うこととされています。すなわち、これらがきちんと事業場内で機能していると、ハードルが低く設定されているということになります。

　さらに、健康診断後の保健指導を受けたことがある、先日受けた健康教育で産業看護職が講師をしていた、職場の安全パトロールで職場フロアに来ていた、社内報の健康コラムで担当産業看護職の記事を見たなど、何らかの機会があったことで対象者が自分の担当産業看護職との面識がある、もしくは担当産業看護職の名前や顔がわかるといったことも、自発面談へのハードルが下がることにつながってきます。

2　呼び出しによる面接

　次に、産業看護職からの呼び出しによって面接に至る「呼び出しによる面接」です。その特徴は、直近の健康診断結果において問診項目にメンタル不調のサインが見られる、ストレスチェックで高ストレス者に該当している、その他事業場で展開しているメンタルヘルス施策で何らかの不調のサインが見られるなど、産業看護職側がメンタル不調をキャッチする機会があり、問題意識や課題を持っていることです。

　この「呼び出しによる面接」の機会ができるだけ多く事業場内に設定されていることにより、対象者が何らかのメンタル不調を来しているとき、自らがエントリーしなくても産業看護職との面接に至ることができます。つまり、日頃から産業保健活動の場において、産業看護職がより多くの従業員との面接の機会を持っておくことが、メンタル不調を来している対象者が早期のうちに初回面接につながるポイントとなります。

3　他者からの勧めによる面接

　対象者が何らかのメンタル不調を来していることを第三者が感じ、心配したり困ったりして、対象者に産業看護職との面接を勧めて面接に至るのが「他者からの勧めによる面接」です。この場合の第三者とは、多くは対象者の上司や同僚、衛生管理者や人事労務担当者などの職場関係者ですが、ときには対象者の家族であることもあります。

　この「他者からの勧めによる面接」において、対象者がメンタル不調を自覚していて困っている場合には、第三者からの勧めにより比較的スムーズに産業看護職との面接につながります。一方、対象者がメンタル不調を自覚していない場合、もしくはメンタル不調を自覚してはいるがそのことを本人が認めたくない場合、さらには職場関係者に知られることを恐れて産業看護職との面接に抵抗を感じていたりする場合は、なかなか産業看護職との面接につながらないこともあります。この場合は、関係者と連携を図りながら、職場の身近な医療専門職である産業看護職が状況を見守り、タイミングを見ながら粘り強く、そして時宜をとらえてアプローチすることで初回面接につなげることができます。

　いずれにせよ、メンタル不調を来した対象者が産業看護職との面接につながることで、メンタル不調の早期発見・早期対応につながっていくことに間違いはありません。日頃から対象者のみならず、職場関係者や家族など、周囲のサポート体制を構築していきながら、産業看護職として積極的にメンタルヘルスケアを推進し、より多くの従業員や職場関係者に産業看護職の「存在」を知ってもらっていることが重要となってくるのです。そのうえで、上記の3つのうちのいずれかのプロセスを経て産業看護職との面接に至り、メンタル不調を来した従業員を、早期発見・早期対応につなげていくことができます。

早期発見・早期対応につながる初回面接に至るポイント
- メンタル不調者が自ら不調に気づき、そして自ら気軽に産業看護職に相談できる環境づくりを日頃から行っていく
- 従業員が産業看護職との面接の機会をできるだけ多く持てるように、日頃から産業保健活動を積極的に展開していく
- 職場関係者や家族など周囲のサポート体制を構築していきながら、産業看護職としてメンタルヘルスケアを推進していく

 ## 初回面接の実際

　次に、初回面接において、具体的にどのように面接が行われているのかについてお話ししていきます。前提として、産業看護職の活動の３つの特徴を確認しておきましょう[2]。
①労働者の一番身近で心の健康を見守る専門職として存在していること
②対象者が事業場に在職している間、継続して関わることができること
③労働を通じて対象者の QOL が向上するように支援すること
　面接の場面においても、これらの特徴を念頭に置きながら支援を行っていくことが大切です。以下に、実際にメンタル不調を来した対象者との初回面接の場面について、面接のプロセスに沿って説明していきます。

1　面接の開始

　まずは、対象者が面接室に入ってきた際には、たとえば「こんにちは、おつかれさまです。担当保健師の●●です」のように温かく迎え入れ、挨拶を交わして自己紹介を行います。続いて、面接に至ったプロセスを踏まえながら、目の前にいる対象者の観察を行います。「呼び出しによる面接」の場合は、相手は何のために呼び出されたのかわからず、不安を感じている場合もありますので、面接の初めにその理由を相手にきちんと伝え、面接の目的を共有して同意を得ることが大切です。また、メンタル不調を来した対象者は多くの場合、緊張や不安を抱えていることが多いため、まずは相手の気持ちを推察して理解を示しながら、声かけをして相手が話しやすい雰囲気づくりをしていきます。そして、ここでは何でも話してよいこと、プライバシーは守られることを保証し、「一緒に問題を解決していきましょう」という対等な姿勢で臨み、信頼関係を築いていきます。
　このように、対象者が自己開示できるような物理的環境・心理的環境を構築していくことが、面接をスムーズに、そしてよりよいものに、お互いに作り上げていくことにつながります。職場で面接を行う際には、対象者にどのぐらい面接に時間がかけられるのか、もしくはこちらがどのぐらい面接に時間を費やすことができるのかをあらかじめ伝えておく

と、お互いに時間の制約を気にせず面接を進めていくことができます。

 面接開始時のポイント

• 対象者と信頼関係を築きながら、対象者が自己開示できる物理的環境・心理的環境を構築していく

---

2 情報収集とアセスメント

　対象者の問題を理解するために、相手の話の流れに沿って情報収集を進めていきます。「自発相談」の場合は、対象者が今何に困っていて、何を相談したいと思い面接に臨んでいるのかについて、対象者の言葉で語ってもらうことが重要です。そのためには「本日相談されたいことについて、具体的に教えていただけますか？」などのオープンクエスチョンで相手に問いかけ、対象者が語る言葉を受け止め、対象者の困りごとを専門職として理解していきます。

オープンクエスチョンを使って整理していく

　ひととおり本人の話のめどがついた状況を見計らって、少しずつこちらからも対象者の問題への理解を深めていくための問いかけをしていきます。「呼び出しによる面接」や「他者からの勧めによる面接」の場合も同様に進めていきます。「以前受けていただいたストレスチェックの結果では、高ストレス者に該当していましたが、ここ最近の体調はご自身ではどのように感じていらっしゃいますか？」「上司から勧められて本日面接にいらしてくださったとお聞きしましたが、あなたが今困っていらっしゃることを、具体的に教えていただけますか？」などのオープンクエスチョンで対象者に問いかけ、同様に対象者が今の自分の体調をどのように感じているのか、何に困っているのかについて、対象者の言葉をていねいに聞きながら、情報収集を行い、アセスメントしていきます。メンタル不調を来している対象者では、話がまとまっていないことも多く、時間的経過や出来事などを産業看護職の頭の中できちんと整理しながら聴いていく必要があります。

産業看護職による「体調の評価」

　メンタル不調を来した対象者の問題を理解していくうえで、対象者の今現在の体調の評価を、看護専門職として適切に行うことが重要になってきます。これは産業看護職の活動の特徴である「労働者の一番身近で心の健康を見守る専門職として存在していること」と大きく関連しています。この体調の評価を行うため、どのような点に留意して情報収集をしていけばよいかについてお話ししていきます。

　メンタル不調における体調を評価するには、どのような情報項目について理解していけばよいのでしょうか。対象者が比較的メンタル不調時に自覚しやすい情報項目は、睡眠・

食欲・アルコール量・平日の帰宅後や休日の活動状況・身体症状・精神症状などの健康面に関するものです。また対象者の生活の場である家庭内の人間関係（夫婦関係・親子関係・親戚関係）や、家庭内の問題（子供の不登校や親の介護の問題など）についても、対象者の全体像を理解するために視野に入れておく必要があります。さらに、産業保健の特徴である労働に関する情報として、業務内容・役職・勤務状況・職場の人間関係などの職場環境に関する項目も、本人の体調の評価軸として重要な情報源となってきます。産業看護職の支援対象者は労働者であり、労働生活の場である働く環境や働き方などは、健康面へ大きな影響を与えることを決して忘れてはなりません。

　このように、健康だけでなく「労働」の視点を常に持ちながら、対象者との面接での自然なやり取りを通じて情報収集を進めながら、全体像を理解していくことが重要なポイントになります。情報収集も単に「今・ここ」だけでなく、それぞれの情報の過去・現在・未来という時間軸を踏まえつつ、さらにその状況が改善傾向なのか、それとも悪化傾向にあるのかなど、多面的に情報をとらえてアセスメントしていくことが重要です。

思い込みによる判断に気を付ける

　情報収集とアセスメントを繰り返すうちに、対象者が話している内容を「それは〜ということであろう」と、産業看護職が自分で勝手に判断してしまうと、相手の思いと離れてしまったり、内容を誤って受け取ったりすることにつながります。こちらの思い込みで話を進めていくのではなく、相手の話の区切れのいいタイミングで、産業看護職が理解した内容を確認しながら共通の理解を積み重ねていくというていねいなやり取りが必要になります。その際に注意しなければならないことは、相手の話をさえぎってしまい、相手が主体となる面接ではなく産業看護職の聞きたいことが中心となる、産業看護職主体の面接にならないようにすることです。このようにして、情報収集とアセスメントをていねいに繰り返し行いながら、対象者の体調の評価を踏まえた対象者の問題について、産業看護職として理解を深めていきます。

 情報収集とアセスメントのポイント
- 対象者が語る言葉を聴く、そして相手に寄り添いながら情報収集を行いアセスメントしていく
- 情報収集およびアセスメントする際には、健康と労働の視点を取り入れていきながら、産業看護専門職として体調の評価をしていく

3　問題の明確化、目標設定そして今後の計画

　対象者と産業看護職とのやり取りを繰り返しながら、対象者の問題の見当をつけて、問題を明確化していきます。問題の焦点だと思われるところでは、話が流れてしまわないよ

う、必要に応じて産業看護職からも問いかけを行い、応答を繰り返し行います。そして、見当をつけた問題が相手の真の問題かどうかを相手に確認し、そのことを伝えながら真の問題へと近づけていきます。

一度で終わらせようとしなくてよい

ここで注意すべきことは、一回の面接ですべてを把握しようとして尋問のように根ほり葉ほり聞いて対象者を疲れさせてしまったり、産業看護職が知りたい情報ばかりを聞き出す面接にならないようにすることです。また、限られた時間の中で無理やりに面接を終わらせようと、十分に問題を明確化するに足らない限られた情報だけで、推測によって問題の明確化につなげ、実際とは異なった評価をしてしまうことです。もちろん、初回面接で対象者の体調の評価を踏まえて真の問題を明確化し、面接を終えるに越したことはありません。しかし、産業看護職の活動の特徴である「対象者が在職している間、継続して関わることができること」を活かし、必ずしも一回の面接で真の問題に近づけられなくても、継続して関わりを続けながら、真の問題に近づいていくことも可能です。

QOL の向上を意識した支援

もう一つ、問題の明確化のプロセスにおいて重要なポイントは、産業看護職の活動の特徴である「労働を通じて対象者の QOL が向上するように支援すること」を活かした支援を展開していくということです。つまり、対象者のセルフケア能力の向上を目指しながら、解決に向けての目標設定や行動計画を共に行っていくということです。対象者は労働生活の場である働く環境や働き方によって健康影響を受けることが多く、また、これらの働く環境や働き方は、対象者自らがコントロールすることがなかなか難しいという特徴もあります。そのため、産業看護職は、対象者を取り巻く職場や家族などの周囲の状況を踏まえ、セルフケアに対する支援を行いながら、今後に向けての目標を見通していきます。

目標のすり合わせをしっかり行う

ときには、産業看護職の立てた目標が、対象者の目標と異なる場合もあります。メンタル不調を来している対象者に「受診する」という目標を立てても、対象者は「受診ではなく、職場を異動したい」という目標を持っているかもしれません。その場合は、対象者と目標を共有するために、少しずつ修正を重ねて近づけていきます。両者の目標にずれが生じてしまうと、目指す解決の方向も離れていき、解決に向けて対象者に寄り添っていくことができなくなってしまいます。解決に向けての目標設定もまた、相手の思いを確かめながら、対象者と産業看護職の目標をすり合わせていくことが大切です。

目標がすり合わせられたならば、課題の優先順位をつけて解決策を検討し、今後の計画へとつなげていきます。問題解決には、たとえば早急に受診の必要性があると考えられ、その先には療養を視野に入れて考えなければいけないような、緊急度や重要度が高く、短期的に対応を要するケースもあります。また、対象者の今後の昇進、働き方、対象者が持

っている労働観などの複雑多様なことがらと関連していて、すぐには解決に至らない、中長期的に対応を要するケースもあります。産業看護職は目標に向けて対象者と解決策を整理し、優先順位を立てながら、対象者が解決策を自己決定できるように支援します。先に述べた対象者のセルフケア能力の向上を目指し、具体的にどのように支援を展開していくのかについては、継続面接の項（→ 118p〜）で具体例を交えながらお話ししていきたいと思います。

 問題の明確化、目標設定そして今後の計画におけるポイント

- 産業看護職の活動の特徴である「対象者が在職している間、継続して関わることができること」と「労働を通じて対象者の QOL が向上するように支援すること」を念頭に、対象者に寄り添い目標のすり合わせをしたうえで、計画を立て支援していく

---

4 面接の終了に向けて

　面接の終了時には、今回の面接のまとめを行います。面接の中でお互いに確認し合えたこと、対象者が自己決定したこと、よかったことなど、お互いに共有した目標や今後の計画についてあらためて具体的な言葉にして伝え、対象者と共有し確認しておきます。次回の面接の約束をする場合は、面接日時を決めて、それまでの具体的な対応についても確認し合います。メンタル不調の場合は、体調が急に変化する場合もありますので、「もし体調がさらに悪くなって出社できない状況になった場合には、一人で悩まず必ず連絡くださいね」など、具体的に連絡しなければならない状態を理解できるように伝えておくとよいでしょう。

 面接の終了に向けてのポイント

- 今後の目標や計画をあらためてお互いに言葉にし、共有していく

（増澤 清美）

引用・参考文献

1) 厚生労働省. 職場における心の健康づくり：労働者の心の健康の保持増進のための指針. 2020. https://www.mhlw.go.jp/stf/seisakunitsuite/bunya/0000055195_00002.html.
2) 畑中純子. 40Caseで納得→実践 保健面接ABC：今日から使える！エキスパートの面接技術. 河野啓子監修. 大阪, メディカ出版, 2012（産業看護別冊）.
3) 増澤清美ほか. 産業看護職によるストレスチェック後の保健面接におけるアセスメン項目と判断プロセスの検討. 日本産業看護学会誌. 5（1）, 2018, 1-7.
4) 横田碧. "保健相談面接技術". 産業看護実践マニュアル：明日に生かせる活動のヒント. 河野啓子監修. 大阪, メディカ出版, 2018, 153-88.

Memo

5 継続面接

はじめに

　初回面接の項（→ 110p〜）でもお話ししたように、産業看護職の活動の特徴には、以下の３つが挙げられます[1]。
①労働者の一番身近で心の健康を見守る専門職として存在していること
②対象者が事業場に在職している間、継続して関わることができること
③労働を通じて対象者の QOL が向上するように支援すること
　本稿では、継続面接の場面において、これらの活動の特徴を活かしていくにはどのように支援を進めていけばよいのかについてお話ししていきます。

産業看護職による継続面接

　面接は個人への健康支援活動支援の一つではありますが、実は集団・組織への健康支援活動とも深い関係にあります。先に挙げた産業看護職の活動の特徴の一つである「労働者の一番身近で心の健康を見守る専門職として存在していること」にもあるように、産業看護職は従業員にとって身近な立場にいることから、多くの情報を得ることができます。具体的には、保健指導・健康相談・職場巡視・安全衛生委員会・衛生管理者や管理監督者との連携・健康教育など、日常に産業看護職が行っているさまざまな産業保健活動において、アンテナを高く張り巡らすことでより多くの情報をキャッチし、集団・組織への理解を深めていくことにつなげていくことができます。

　日頃から受け持ちの事業場の労働環境や組織の特性を理解しておくことで、対象者が面接の中で語る言葉からの情報を、産業看護職として質の高いアセスメント、そして面接における支援の実施につなげていくことができます。つまり、日頃から個人・集団・組織と常に連動しながら多角的な視点で健康問題をアセスメントし、活動を展開していることが面接において産業看護職の活動の特徴を活かし、質の高い支援を行っていくことにつながるのです。このことを念頭に置きながら、継続面接の実際について考えていきましょう。

産業看護職による継続面接の実際

　初回面接も継続面接も、対象者を主体とした面接の中で、産業看護職は対象者の情報をアセスメントしながら健康課題を明らかにし、その解決に向けて支援しています。その支

援の方法には、情報提供・教育・支持・カウンセリング・助言・コンサルテーションなどの要素が組み合わされています。初回面接の項で「初回面接の実際」として面接の概要をお伝えしましたが、継続面接においても全体像は大きくは変わりません。ただし、初回面接では、まずは対象者の健康課題をお互いに確認し共有するということが中心になりますが、継続面接の場においては、すでに明らかになった健康課題について、実際に対象者とのやり取りの中で、セルフケア能力の向上を目指した支援を行うことが中心となります。最終的には、産業看護職の実際の支援がなくても、対象者が自らセルフケアを実践し、生き生きと働くことができることを目指します。

　メンタルヘルス不調（以下、メンタル不調）の発生には、仕事の要因やプライベートの要因が複雑に絡み合った背景があり、なかなか解決の方向性が見えてこない場合も少なくありません。また対象者の労働観や人生観をも理解し、それを共に考えながらの支援が必要になるなど、支援する側のスキルも必要となってきます。そのため産業看護職は専門職としての自己研鑽を怠ってはならないのです。以下に、メンタル不調を来した対象者に対して、面接で実際に行う支援方法の要素である情報提供・教育・支持・カウンセリング・助言・コンサルテーションについて、具体例を挙げながら、対象者への支援、とくにセルフケア支援を中心に考えていきたいと思います。

1　情報提供

　情報提供は、対象者が判断を下したり行動を起こしたりするために必要な情報を提供することです。メンタル不調を来した対象者への情報提供では、まずは産業看護職として対象者の体調の評価を行い、その結果を対象者が理解できるように情報提供することが必要です。たとえば「ひととおり体調についてお話を伺いましたが、産業看護職として、あなたの体調について、病院を受診し治療の必要性を含めて専門家の判断を仰ぐ必要があると思います」のように、看護職は医師ではないため診断はできないが、産業看護職としては体調について受診が必要なレベルであるということをきちんと伝えます。対象者は、健康問題に関する情報や知識が不十分であるために、専門医を受診するという、今とるべき行動を起こしてない場合があるからです。きちんと情報が提供され、自らが起こさなければならない行動を理解できれば、行動変容に向けて一歩踏み出せるかもしれないのです。

　しかし、いくつかの自覚症状はあるものの、自らがメンタル不調に陥っていることを認めたくない対象者も少なくありません。徐々に体調が悪化していった場合には、今の不調の状態が「いつもの自分」であると思い込んでいる場合があります。そのときは「今の職場に異動してくる前は、今の体調と比べてどうでしたか？」「あなたが元気なときを100とすると、今の体調はおおよそ100分のいくつになりますか？」など、対象者が自らの体調を振り返り、客観的に考えられるように問いかけ、支援していきます。

　専門医への受診の必要性を伝える場合は、適切な病院や診療科についての情報提供を行

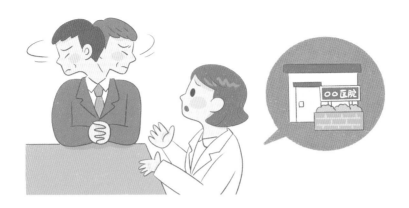

うとともに、専門医受診への対象者の思いも確認します。近年、事業場におけるメンタルヘルス対策が少しずつ浸透してきており、メンタル不調は誰もが陥る可能性があるという理解は深まりつつありますが、「自分は例外だ」と思っている人も少なからずいます。そのため、「今の体調が悪く感じるのは気のせいだ」と思い、受診に抵抗を示す対象者は未だに少なくありません。また、病院を受診したら会社を休まされ、二度と会社に行けなくなると思い込み、受診に対してかなりの否定的感情を抱いているケースもあります。そのため、単に情報を提供するだけでなく、対象者がその情報を理解し、次の一歩へと進んでいけるよう、対象者に合った情報の伝え方を工夫し、対象者に寄り添いながら本人の思いをていねいに確認していくことが重要となります。

2　教　育

　教育は、対象者が望ましい知識・技術などの学習を促進できるよう、意図的に働きかけることです。近年はインターネット社会で、健康に関するさまざまな情報があふれています。中には科学的根拠のないものや、間違った情報が混在しています。産業看護職は、対象者が正しい知識を適切に理解し、望ましい行動を起こしたり、適切な行動に変えられるように、対象者に必要な知識や技術などを提供します。

　たとえば、メンタル不調を来した人がいったん療養し、その後職場復帰を目指す際には、教育としての生活指導が重要になってきます。対象者には、一日の生活の様子が週単位でわかる表など（生活行動記録）を作成するよう指導し、具体的に職場復帰に向けて生活指導を行います。この生活行動記録を見ながら、共に生活状況を確認し、たとえば良質な睡眠を確保するため、入浴はシャワーで済ませるのでなく、夜寝る少し前にぬるま湯にゆっくり浸かることを指導したり、日中の過ごし方として、復帰したときのことを想定して仕事に関係する本や資料を読むといった生活指導を行います。教育とは、教え育むという文字のとおり、対象者が自ら判断し行動できるように支援することであり、産業看護職はそのための知識や技術を持たなければなりません。そのために日々、医療専門職としての自

己研鑽は欠かせないのです。

3　支　持

　支持は、対象者を支え、支援することです。対象者の価値観や考え、思いを尊重しながら、適切な行動が起こせるように、あるいはその行動が続けられるように、対象者が自身を高められるように働きかけます。対象者が問題に対する答えを持っていても、それでよいのか迷っている場合は、その答えが間違っていないと判断できるのであれば、産業看護職がそれを支持することで、相手は一歩踏み出すことができます。

　たとえば、メンタル不調を来して「自発相談」の場面において、ここ1カ月の自覚症状や体調、さらには仕事の状況をひととおり聴き、対象者から「いろいろと自分でも調べたりして、やはりメンタルクリニックを受診したほうがいいかなあと思っているのですが、なかなか勇気が出ず、次の一歩が踏み出せなくて悩んでいます」と打ち明けられた場合に、産業看護職から「今までお話を伺った状況を考えると、私もそのほうがいいと思います」と支持されることで、メンタルクリニック受診という行動につながっていきます。

4　カウンセリング

　カウンセリングは、カウンセリング理論を用いながら、言語的および非言語的コミュニケーションを通して対象者が行動変容を試みることを支援するプロセスです。対象者と産業看護職の相互作用により、コミュニケーションをとりながら問題を解決していきます。カウンセリングは、複雑な問題を持つ場合や行動変容を起こさないでいる場合には重要な支援方法になります。また、受容・共感・自己一致などのカウンセリングマインドと傾聴は、面接において重要な要素となります。

　カウンセリングが有効な面接の場面を考えてみましょう。たとえば、自発相談の場面において、メンタル不調を来した対象者は、現在の職場に異動後不調となったのだから、異動すればすべてが解決すると思い込んでいるケースです。なんとか産業看護職から異動に向けて人事に働きかけてほしいと強く主張する場合があります。このとき、産業看護職が日頃の産業保健活動によってその職場の状況が理解できていると、対象者が主張している情報に妥当性があるかどうかの検討がつきます。またその職場の管理監督者とのパイプがあれば、対象者が語る情報について、直接確認することもできます。

　このように、対象者が話す情報の妥当性を確認しながらアセスメントして、仕事の内容や職場環境に必ずしも問題がないとわかってきた場合には、そのことを念頭に置きながら対象者との面接を通してカウンセリングを行い、異動ありきではなく、対象者の働き方や仕事に対する考え方を少しずつ見直していくというプロセスを踏んでいくことになります。これが実際の面接において、カウンセリングによる支援を展開する場面です。

　このカウンセリングは「言うは易し行うは難し」で、産業看護職としてのスキルと修練とが必要とされます。つまり、「対象者が働くことをどのようにとらえ、どのような職業

人生を歩んでいきたいと思っているのか」という労働観を踏まえた対象者への全人的理解を基盤として、妥当性のある職場情報のアセスメントを行い、そして面接でのコミュニケーションを通してカウンセリング理論を用いながら、対象者の行動変容を試みていくというものです。産業看護職が、対象者の語る職場情報について、どのくらい日々の産業保健活動で把握し、理解しているかがとても重要になってきます。

5 助 言

　助言は、対象者に必要な言葉を掛け、助けることです。対象者のニーズに合っていると、助言は相手のなかに素直に入り、相手の問題が明確になったり、考えがまとまったり、行動を起こしたりすることにつながります。たとえば、メンタル不調を来した対象者が病院を受診し内服治療を開始して数週間後、症状が少し改善してきたため自己判断で薬を調整しようと考えていることを継続面接の場で確認した場合は、「今は内服治療を開始して、体調が改善したと感じていらっしゃると思いますが、それは体調が薬の効果によって一時的によくなっているのであって、薬を主治医の指示通り飲むことをやめてしまうと、また体調が元に戻ってしまう可能性が高いです。そのため、主治医の指示通り継続して内服することが今はとても大切ですよ」とタイムリーに助言できると、本人もあらためて継続して内服治療をするという行動をとることができます。

6 コンサルテーション

　コンサルテーションは、医療専門職として対象者の相談に乗ったり、指導することです。主体は問題を抱えた対象者にあり、産業看護職は相手が問題を解決できるよう、専門性を持って支援していきます。たとえば、仕事の量が多すぎてオーバーワークになったことが対象者の体調不調の一つの要因である場合は、現状を上司に相談し、上司からのサポートが得られなければ対象者の体調がさらに悪化すると判断した場合は、そのことを対象者に伝え、理解を得ます。対象者が自ら上司に相談できそうであれば、それを後押しします。一方で、上司に相談することが対象者にとってハードルが高い場合は、直属の上司でなく

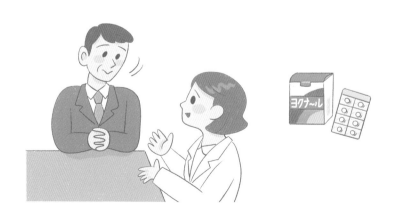

その上の上司、または斜めの関係の人事担当者や衛生管理者など、誰であれば相談できるか一緒に考え、解決に向けて支援していきます。どうしても対象者が自ら職場関係者に相談できない場合は、産業看護職から上司へ直接伝えるという場合もあります。ここでも産業看護職が対象者にとって一番身近な医療専門職として存在し、対象者の必要なときにはいつでも気軽にコンサルテーションできる環境を整備しておくことが、メンタル不調の早期発見・早期対応につながります。

まとめ

　継続面接を含めたすべての面接において、これまでお話しした面接で実際に行う支援方法の要素である情報提供・教育・支持・カウンセリング・助言・コンサルテーションを提供し、対象に寄り添いながら目標に向かうプロセスを根気よく見守っていく支援が行われています。さらに、産業看護職は対象者自身が健康上の問題に気づき、正しい知識のもとに生活を見直し、ライフスタイルの変容に向けていけるような自己理解・自己変革を目標とした、対象者主体の支援も展開しています。産業看護職は面接において、健康は充実した職業人生を送るための重要な手段であり、そのためには自身の健康は自ら管理せねばならないとするウェルネスを目指すことで、労働者の QOL の向上につなげています。

　面接を考えていく中で、あらためて産業看護職の定義である「事業者が労働者と協力して、産業保健の目的を自主的に達成できるように、事業者、労働者の双方に対して、看護の理念に基づいて、組織的に行う、個人・集団・組織への健康支援活動」が、面接において実践されていることがわかりました。これからも産業看護職は面接を通じて、従業員に一番身近な医療専門職として、看護の特性を活かし相手を全人的にとらえ、その自助力に働きかけ、気持ちや生きがいや労働観を視野に入れながらさまざまな健康支援活動を行っていくことで、メンタルヘルスの推進に大きく貢献できると信じています。

（増澤 清美）

引用参考文献

1）畑中純子. 40Caseで納得→実践 保健面接 ABC：今日から使える！エキスパートの面接技術. 河野啓子監修. 大阪, メディカ出版, 2012（産業看護別冊）.
2）増澤清美ほか. 産業看護職によるストレスチェック後の保健面接におけるアセスメント項目と判断プロセスの検討. 日本産業看護学会誌. 5（1）, 2018, 1-7.
3）横田碧. "保健相談面接技術". 産業看護実践マニュアル：明日に生かせる活動のヒント. 河野啓子監修. 大阪, メディカ出版, 2018, 153-88.

自殺予防

はじめに

　メンタルヘルスを語るうえで避けては通れないのが、自殺の問題です。メンタルヘルス不調は、病気やけがとは違い、それ単体で命が危険にさらされることはありません。仮に食欲不振や不眠などが強く症状化しても、服薬や入院治療によって、身体的にはある程度の健康レベルを保つことができるでしょう。ただ、症状の一つとして、死にたいと思ってしまう「希死念慮」があります。メンタルヘルス不調が誘因となって自殺に及んでしまうことはあり、文字通り命に関わる問題です。わが国の現状、国としての対策、予防と防止、家族や職場の支援など、さまざまな角度からこの問題を理解し、支援につなげる必要があります。

日本の自殺の現状

　厚生労働省では、各年の「自殺の統計」を公表しています[1]。これによると、日本の自殺者総数は、1998 年以降、14 年連続で 3 万人を超えています（図1）。2012 年からは減少傾向にあり、2 万人程度の人数で推移していますが、横浜市港北区にある横浜アリーナの収容人数が約 1 万 7,000 人なので、減っているとはいえその多さは明白です。

日本の自殺者の内訳

　同省が公表している 2019 年のデータ[1]では、年代別に見ると 50 歳代が 3,575 人で全体の 17.2％を占め、40 歳代が 3,498 人（16.8％）と続きます。また、自殺の原因・動機が明らかなもののうち、最も多いのは「健康問題」、次いで「経済・生活問題」となっています。この「健康問題」の内訳としては、約 4 割をうつ病が占めています。統合失調症やアルコール依存症など、その他の精神疾患も合わせると、全体の 6 割以上にのぼります。自殺の背景には、メンタルヘルス不調、精神疾患があることが多いのです。

　なお、労働者（被雇用者・勤め人）の自殺件数は 6,000 人超で推移しています（図2）。同様にその原因・動機となる「健康問題」の内訳を見てみると、約 5 割がうつ病で、その他の精神疾患を合わせると労働者全体の 7 割と、わずかではありますが労働者のほうがメンタルヘルス不調を誘因とする自殺が多いという結果になっています。

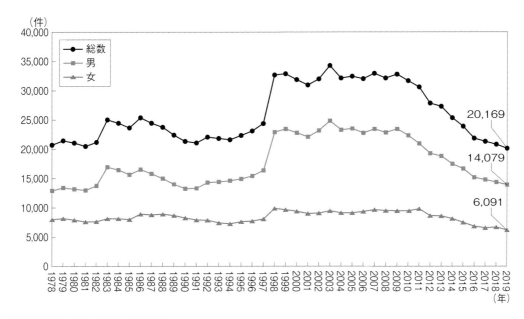

図1 日本の自殺者数とその推移（文献1より作成）

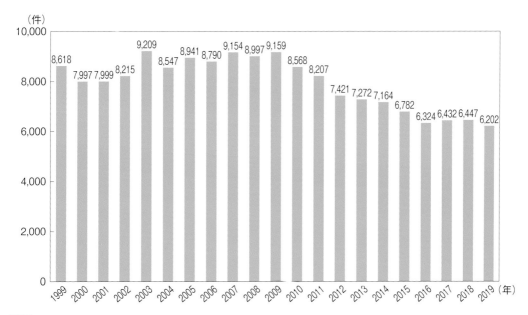

図2 労働者の自殺の推移（文献1より作成）

国としての自殺対策

　自殺の防止と自殺者の親族らへの支援の充実を目的とし、2006年に「自殺対策基本法」

が施行されました[2]。基本理念として、自殺対策が社会的な取り組みとして実施されなければならないこと、国や地方公共団体、医療機関などの各団体が密接に連携しなければならないことなどが掲げられています。また、対策の実施には国や自治体が責務を負うこと、未遂者や自死遺児への支援、自殺対策に取り組む民間団体の支援、自殺総合対策会議の設置と政府による施策の報告義務などが定められています。

2007年には、この法律に基づいて、政府が推進すべき自殺対策の指針を示した「自殺総合対策大綱」が策定されました[3]。当面の重点施策の一つに、勤務問題による自殺対策の推進が取り上げられており、その内容として、長時間労働の是正、職場におけるメンタルヘルス対策の推進、ハラスメント防止対策などが示されています。なお、大綱は定期的に見直され、見直し後は「地域レベルの実践的な取り組みのさらなる推進」「若者の自殺対策、勤務問題による自殺対策のさらなる推進」「自殺死亡率を先進諸国の現在の水準まで減少することを目指し、平成38年までに平成27年比30%以上減少させることを目標とする」などが掲げられています。

労働者の自殺予防

自殺という最期の行動に及ぶ前に専門医（心療内科医や精神科医）を受診していた人はごくわずかだと言われています[4]。そのため、基本的には一次予防（未然防止）、二次予防（早期発見・早期対応）、三次予防（再発防止）の観点から、メンタルヘルス不調の予防に努めることが大切です。怖いのは、メンタルヘルス不調になることではなく、不調に気づかず放置しておくことです。

自殺のサイン

労働者の自殺予防のためには、その人が発するサインをとらえて、早い段階で治療につなげる必要があります。厚生労働省は、「自殺予防の十箇条」[4]として、働き盛りの人の自殺予防に関して、とくに注意すべき点をまとめています（表1）。

職場の対応としては、普段からコミュニケーションを取ることを心がけ、表2のうつ病の症状[4]など、メンタルヘルス不調の兆候にいち早く気づけるようにしておくことです。身体的な不調やプライベートの要因についても、関係が良好なら、自然に話題に出てくることもあるでしょう。たとえば、その人の趣味が釣りだと知っていれば「最近釣りに行っているか？」と日常会話の中で聞けますし、ストレス解消ができているかなどを知ることができます。押さえるべきポイントは「増える」「失う」などの「変化」です。一般的・客観的な水準ではなく、以前のその人や以前の環境と比べて変化があるかに注目します。

また、心理面の変化については、いくらコミュニケーションを取っていても限界がありますが、身体面や行動面の変化は周囲から観察しやすいため、普段からきちんと仕事ぶりを見ていれば気づけることも多いはずです。

表1 自殺予防の十箇条

次のようなサインを数多く認める場合は、自殺の危険が迫っています。
早い段階で専門家に受診させてください。

1　うつ病の症状に気をつける
2　原因不明の身体の不調が長引く
3　酒量が増す
4　安全や健康が保てない
5　仕事の負担が急に増える、大きな失敗をする、職を失う
6　職場や家庭でサポートが得られない
7　本人にとって価値あるものを失う
8　重症の身体の病期にかかる
9　自殺を口にする
10　自殺未遂に及ぶ

（文献4より転載）

表2 うつ病の症状

自分で感じる症状
憂うつ、気分が重い、気分が沈む、悲しい、イライラする、元気がない、眠れない、集中力がない、好きなことも やりたくない、細かいことが気になる、大事なことを先送りにする、物事を悪いほうへ考える、決断が下せない、 悪いことをしたように感じて自分を責める、死にたくなる

周りから見てわかる症状
表情が暗い、涙もろい、反応が遅い、落ち着きがない、飲酒量が増える

身体に出る症状
食欲がない、便秘がち、身体がだるい、疲れやすい、性欲がない、頭痛、動悸、胃の不快感、めまい、喉が渇く

（文献4より転載）

周囲の対応

　自殺は何の前触れもなく突然起きるため、周りが止めることは難しいというイメージが あるかもしれませんが、先述の通り、何かしらの兆候があるものです。むしろ周囲に悩み を打ち明けた際に「そんなことを言うな」「どうせ口だけだろう」などの対応を取られる と、それ以上話しづらくなってしまうのです。「死にたい」のではなく「死にたいほどつ らい」ことを理解しましょう。

　死にたい気持ちを打ち明けられた場合は、「よく言ってくれた」と労い、できる限りの 時間をかけてその訴えを傾聴することが必要です。気の利いた助言をせずとも、聴き役に 徹することで、本人の自殺に対する衝動が緩和されることも少なくありません。どうして もその場で時間がとれない場合は、本人に事情を話し、なるべく近い期間で会う約束をす るなど、先の見通しをつけることが重要です。ただ、あくまでも本人のペースに合わせな

がらですが、なるべく早く専門医の治療につなげることが必要でしょう。

　無事に受診につながり、うつ病などと診断され治療中となっても、完全に安心はできません。重症の場合の自殺リスクが高いことはもちろんですが、発症期や回復期にも注意が必要です。症状が重いと思考力や気力が低下して「何も考えられず自殺する気力もない」状態になります。不調を来し始めた頃や、逆に少し回復し始めた頃は、最低限の思考力や気力はあり、かつ悲観的であるために、自殺するという決断に踏み切る可能性が高まるのです。また、症状には波があり、良くなったり悪くなったりを繰り返しながら回復していきます。そのため、調子が良さそうに見えても、引き続き予防に努めることが大切です。

 ## おわりに

　「自殺対策基本法」や「自殺総合対策大綱」によって、15年近く前にようやくスタートラインに立った日本の自殺対策ですが、少しずつ成果（自殺者の減少など）が発揮されているようです。もちろん、事故や災害など、避けようのないストレス要因によってメンタルヘルス不調に陥ることはありますが、周囲の適切な対応によって自殺を防ぐことができます。また、すぐに紹介できる各相談機関の情報を持っておくことも有益です。代表的なものとしては、横浜労災病院勤労者メンタルヘルスセンターの「勤労者心のメール相談」（mental-tel@yokohamah.johas.go.jp）があります。仕事上のストレスによる、身体的・精神的問題などに関する相談を年中無休の24時間、無料で受け付けています。金銭の援助など「経済的サポーター」の役割は確かに大切ですが、安心でき心が落ち着く「精神的サポーター」の存在は、自殺予防にとって非常に重要なのです。

（山本　晴義）

引用文献

1) 厚生労働省. 令和元年中における自殺の状況. 2020.
2) 厚生労働省. 自殺対策基本法（平成18年法律第85号）. 2006.
   https://www.mhlw.go.jp/content/000527996.pdf
3) 厚生労働省. 自殺総合対策大綱（概要）. 2017.
   https://www.mhlw.go.jp/file/06-Seisakujouhou-12200000-Shakaiengokyokushougaihokenfukushibu/0000172350.pdf
4) 中央労働災害防止協会. 職場における自殺の予防と対応. 改訂第5版. 東京, 中央労働災害防止協会, 2010.

参考文献

ICD-10 精神および行動の障害：臨床記述と診断ガイドライン. 新訂版. 融道男ほか訳. 東京, 医学書院, 2005.
American Psychiatric Association. DSM-5 精神疾患の診断・統計マニュアル. 日本精神神経学会（日本語版用語監修）. 髙橋三郎ほか監訳. 染矢俊幸ほか訳. 東京, 医学書院, 2014.

Memo

Part

3

職場復帰支援の
ポイント

1 休職開始時の対応

 はじめに

　メンタルヘルス不調によって休職することになった人は、体調が悪く気力も低下していて、ひどいときは一日中横になってただ寝ていることも多い状態です。医療機関を受診し、病状に合わせて休職開始の適切な判断をしてもらい（診断書の提出）、主治医の指示に従って、療養に専念します。

　一方、職場の上司、人事労務担当者、産業保健スタッフ（産業医、産業看護職、心理職）は連携しながら、対象者が安心して療養に専念できるよう、それぞれの役割を担う形で支援を行います。職場は本人が安心して休めるように業務の調整を行い、ライン管理として対象者との連絡窓口になることを示します。人事労務担当者は会社の休職制度や傷病手当金申請方法、職場復帰支援の仕組みなどについて説明します。このとき、ある程度の枠組み（対応可能な範囲）を、事前にしっかり伝えることが必要です。産業医は治療が継続され、業務遂行能力が発揮できるまで回復を見守るとともに、必要時は主治医と連携をとりながら対応します。そして産業看護職は本人への寄り添い、さまざまな場面での情報収集を行いながら、その情報を活用し、関係者それぞれと連携を行い、支援が同じ方向を向くようにコーディネートしていきます。

　日本産業衛生学会「職場のメンタルヘルス対策における産業看護職の役割」検討ワーキンググループの報告書[1] には、産業看護職の特徴として「疾病の概念を超えウェルネスを目指す」「労働者の身近で心の健康を見守る」「全人的に把握・理解」「セルフケアを支援」「コーディネーターとしてのかかわり」「心を聴き、語らせる」が示されています。産業看護職はこの特徴を活かして、休職者の身近な存在として信頼関係を築きながら、病状の把握や不安の軽減、日常生活のアドバイスなどを丁寧に行い、療養のための心の準備ができるように直接支援を行います。また、職場の上司や人事労務管理者、産業医、主治医と適宜連携をとりながら、関係者間をコーディネートする役割もあります。本稿では厚生労働省「心の健康問題により休業した労働者の職場復帰支援の手引き」（2009 年 3 月改訂）[2] に沿いながら、職場復帰支援の流れにもとづき、休職時対応における具体的な支援のポイントと、休職時の対応を進めるうえでの大切なポイントについて述べたいと思います。

　なお、事業場により休業と休職の制度が異なる場合がありますが、本稿では休業と休職を同じ意味として使用します。

本人が安心して療養できるための具体的な支援

1　適切な治療継続のために

　休職の際に提出される診断書は、本人の病状を正しく把握し、今後の療養や職場復帰の見通しをつけるための大切な情報源です。診断書を入手したら、まずは職場の上司に連絡をとり、休職に至るこれまでの経緯や、現在の状況を確認します。

　続いて、本人の状況にもよりますが、その情報をもとに産業医面談を設定します。休職に入るタイミングでお互いに面識を持っておくと、その後の休中面談も実施しやすくなります。この時期は主治医の指示に従って治療を継続することが最優先事項です。外出が億劫だからといって通院を中断したり、内服を忘れる、あるいはちょっと調子がよくなってきたからもう大丈夫だろうと勝手に内服をやめたりしないよう助言する機会とします。主治医との関係性も治療経過に影響しますので、それとなく確認します。

　また、この時期から主治医と連携をとり、会社の制度や職場復帰の手順、本人の業務などにふれて理解を得ておくと、職場復帰の際に適切な意見をもらうことにつながります。連携する際は、本人を通じてやり取りをする、あるいは本人の了解をもらって文書で連絡し、主治医に負担のない内容にとどめるように留意します。

2　休職に伴う各種の事務手続きや職場復帰に向けた手順の説明

　メンタルヘルス不調による休職者は、体調が悪くずるずる休んでそのまま休職に入ってしまうケースや、逆に会社を休むことに慣れず、仕事が気になって仕方がなく、うまく休めないケースなど、さまざまです。「会社に戻れるのだろうか」「仕事を休んで経済的に大丈夫だろうか」と、焦りや不安が強くなることもあります。

　休職に入ると、会社から休職に伴う手続きや職場復帰の手順についての説明がありますが、「体調が悪いときは説明を聞いてもよく理解することができなくてつらい」という声を耳にすることがあります。こんなときは、その人にとって不安要素が強い項目に絞って（例：休職可能日数、傷病手当金など）伝えるようにすると、安心感につながります。

　体調が安定したら、本人のペースで確認できるように「療養中のしおり」のような冊子にまとめたものを渡しておくのもよいでしょう（図1）。冊子には、療養の目的として、健康を維持管理する主体は本人自身であること、何よりも優先的に体調回復に取り組むよう心がけることを明記します。療養時期とそれぞれの時期の過ごし方についても書かれていると、イメージしやすくなります。休職開始直後のこの時期は主治医の指示を守ること、会社への定期連絡、療養場所、療養中の行動全般について示されています。また困ったときに相談できる医療職の連絡先や、休職に伴う各申請に関する連絡先なども明記されていると連絡がしやすくなります。

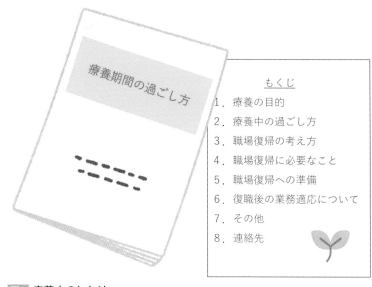

図1 療養中のしおり

3　療養環境整備への支援

　自宅療養になった場合、本人の身の安全と療養に専念できる環境を確保するためにも、家族の下での療養が適切です。一人暮らしでは毎日の食事や洗濯・掃除などが想像以上に負担となり、十分な栄養摂取や清潔が保てなくなり、そのことがさらに心身の状態を悪化させることが考えられます。できるだけ家族の下で療養するように調整しますが、家族関係が良好でない場合や、特段の事情がある場合も考慮して、そうした場合は安全に安心して療養できるように、本人、職場の上司、人事労務担当者、産業医、産業看護職の関係者でよく相談し、療養場所について検討します。

事例紹介：単身赴任中のAさん

　Aさんは45歳の男性で既婚、受験生の子どもを持つ父親です。単身赴任中に抑うつ状態となり、休業が必要と診断されました。産業医の勧めもあり、人事労務担当者と職場の上司を交えて家族の下での療養を勧めたところ「帰りたくない」の一点張りでした。理由を聞くと、受験生の子どもがいるので刺激をしたくないという思いが強く、妻ともよく話し合ったと言います。幸いにも、日常生活への支障はあまりなく、もともと料理が趣味であったこともあり、妻から送られてくる食材を使って簡単な料理はできること、会社の健康管理センターにも近いため、産業看護職とも定期的に面談をすることも可能であったことから、しばらく様子を見ることになりました。また、毎日職場の上司や妻とも連絡をとることを約束し、家族の下へ帰らずに療養した事例です。

4　職場への支援

　とかく体調が悪い休職者本人に目が行きがちですが、突然会社を休まれ、仕事に穴があいたのを急いでカバーしなければならなくなった職場も混乱しています。ことにその職場にとって初めてのケースであれば、上司も同僚も動揺は隠せません。心配のあまり休職者へ頻回に連絡して体調を労ったり、逆に担当業務について問い合わせたり、メンタルヘルス不調は「そっとしておくことが大事だ」などと間違った対応をしかねません。休職者の状況はさまざまですので、一律の対応はできませんが、提出された診断書で確認した状況に応じて、今はそっとしておくべき時期なのか、連絡をとっても大丈夫な時期なのか、適宜産業医から助言をもらいながらアドバイスを行うと、職場も安心して対応することができます。

　基本的には、本人が連絡してくるまで「病状回復を待つ」姿勢を持つことが必要です。むやみに連絡することなく、本人からの連絡を待つように職場の上司をサポートします。たとえ、あらかじめ職場復帰支援プログラムが策定されていても、当事者になってみないとなかなか理解しがたいことも多く、休職の手続きや職場復帰の手順についても、本人と同様、職場もわかっているようで実はよくわかっていないことがあります。メンタルヘルス教育やライン管理研修の機会に学んでおいてもらえるよう、繰り返し周知することが必要です。

5　本人の不安や困りごとに寄り添う

　休職に入ったばかりの時期は、産業看護職に何か具体的な支援ができるかというと、できることは案外限られています。職場の上司や同僚から入手した情報を整理しながら、連絡が取れるようになるまで本人を見守ることになります。不安や焦燥感のなだめ役になることもあれば、諸手続きのサポートを行うこともあります。また、職場に休職発生の要因がある場合は、上司に代わって連絡をとることもあります。

事例紹介：がん療養中にうつ病を併発したBさん

　Bさんは53歳の女性で、高齢の母親と二人暮らしです。がんの療養中にうつ病を併発し、休職に入ることになりました。産業医面談の帰り際に、別途相談の申し出があったため聴いてみると、Bさんは自分に起こりうる最悪の事態を想定し、このまま退職になってしまった場合、年老いた母親には種々の手続きができないだろうと心配で、不安になったと言います。内心、急にそんな手続きについて聞かれてもわからないし、さっきの産業医面談の中で相談してくれればよかったのにと思いながら傾聴していくと、「こんなこと人事にも上司にも聞きにくいので……」とひとしきり話したあと、「自分自身がもう仕事に復帰できないんじゃないかと不安なんですよね、きっと」「自分の気持ちを話すことができて少し楽になりました」と帰っていきました。ただ傾聴しただけでしたが、対象者に寄り添えたと思う事例です。

休職時対応を進めるうえで大切なポイント

1 休職者の早期把握（体調不良者の早期発見・早期対応）

　横田は、対象者との出会いの味わいは、その後の関わりの性質や方向づけに強い影響を及ぼすとしています[3]。産業看護職が休職開始のできるだけ早い時期から対象者に関わり、面識を持っておくことで、休職中およびその後の職場復帰支援の中でもお互いにコンタクトがとりやすくなり、支援もしやすくなると考えられます。そのためにも、できるだけ早い時期に、体調不調者本人や職場の上司から連絡や相談が入りやすい体制にしておくと、休職者への早期対応ができるだけでなく、未然の防止にもつながります。

　産業看護職は、日ごろから労働者の身近な存在として、健康診断、保健指導、健康教育、職場巡視などを通して対象者との関係性を築きながら、メンタルヘルス支援の窓口としての役割も担っています。筆者の所属する事業所では、健康診断事後の保健指導では、所見の有無にかかわらず、新入社員や管理職など、関係性の構築が必要な層や節目の年齢層には積極的に面談の実施を心がけています。管理職の面談の際には、自身の健康だけでなく、職場の部課員で気になるケースはないかなどについてもたずねます。また、健診対応の中で長時間残業の実態が把握された体調不良者が休職に至るケースも多いため、労働時間だけでなく、自覚症状や生活情報にも留意して対応しています。

　さらに、診断書で休職者情報を入手した際には、できるだけ早く職場の上司に連絡をとり、休職に至った経緯を確認し、その後も継続的に連携していきます。同じ産業保健チームとして、心理職や産業医との情報交換会を定期的に開催し、体調回復がうまくいっていない困難事例や、休職の満了時期が近づいているケースなどについて意見交換を行い、対応策を検討することもあります。

2 関係者との関係性づくり（多職種連携）

　休職者が適切な療養期間を経て、円滑な職場復帰支援へつながるためには、休職者本人を支援する職場の上司、人事労務担当者、主治医、産業保健スタッフ（産業医、産業看護職、心理職）がバラバラに支援を行うのではなく、休職に入った早い段階から連携し、お互いが連絡や相談のしやすい関係性を築いておくことで、その後の職場復帰支援がスムーズに進むといえるでしょう（図2）。また、それぞれの役割をあらかじめ明確にしておくことが、適切な支援につながります。このとき、産業看護職が持つコーディネート機能を活かすことで、より連携した支援につながります。

 ## おわりに

　メンタルヘルス不調により休職した人が円滑に職場復帰するためには、本人が療養に専念することはもちろんですが、関係者においては復職時に慌てて連携するのではなく、休

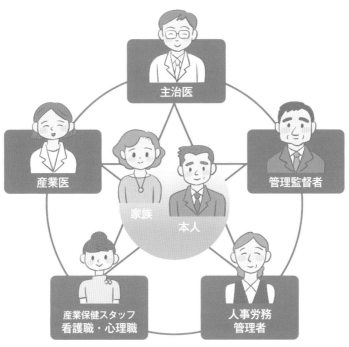

図2 復職復帰支援における関係図

職に入った早い段階から連携しておくことが、それぞれの役割を発揮するうえで重要です。中でも対象者とその職場の身近な存在として、ニーズを的確にアセスメントして必要な人につなげる産業看護職のコーディネーション機能は、ここでも重要な役割を果たすといえるでしょう。

（岡田 睦美）

参考引用文献
1) 日本産業衛生学会「職場のメンタルヘルス対策における産業看護職の役割」検討ワーキンググループ.「職場のメンタルヘルス対策における産業看護職の役割」に関する報告書. 2006, 1-3.
　https://www.mhlw.go.jp/file/06-Seisakujouhou-12200000-Shakaiengokyokushougaihokenfukushibu/ks-4.pdf
2) 厚生労働省. 改訂 心の健康問題により休業した労働者の職場復帰支援の手引き：メンタルヘルス対策における職場復帰支援. 2010.
　https://www.mhlw.go.jp/new-info/kobetu/roudou/gyousei/anzen/dl/101004-1.pdf
3) 横田碧. "保健相談面接技術". 産業看護実践マニュアル：明日に生かせる活動のヒント. 河野啓子監修. 大阪, メディカ出版, 2008, 153-88.
4) 畑中純子. うつにより休業した従業員の職場復帰における産業看護職の支援の構造. 公益財団法人日本産業衛生学会, 2016.
　https://www.jstage.jst.go.jp/article/sangyoeisei/58/4/58_B15016/_html/-char/ja
5) 難波克行ほか. 現場対応型 メンタルヘルス不調者復職支援マニュアル. 東京, レクシスネクシス・ジャパン, 2013.
6) 産業医の職務 Q&A 編集委員会編. 産業医の職務 Q&A. 第10版増補改訂版. 東京, 産業医学振興財団, 2015.

2 休職中の対応

 はじめに

　産業保健の現場において、メンタルヘルス不調により休業した労働者の職場復帰支援の重要性はますます高まっています。厚生労働省は2004年に作成した「心の健康問題により休業した労働者の職場復帰支援の手引き」の改訂版を2009年に作成しました。この手引きでは、職場復帰支援の流れは**図1**のように5つのステップで示されています[1]。

　職場復帰支援は労働者から診断書が提出されたところからスタートします。職場復帰支援の5つのステップの第1ステップは、病気休業開始および休業中のケアの段階です。この第1ステップは、職場復帰支援においてスタート地点であるがゆえに、とても大事なステップです。筆者は、事業場内資源の立場（産業保健スタッフの一員）で職場復帰支援に

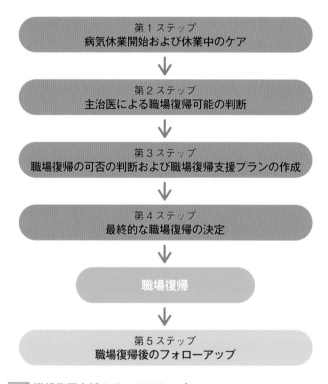

図1 職場復帰支援の5つのステップ　　　　　　（文献1より転載）

関わることもあれば、事業場外資源の立場（医療機関、外部EAP）で職場復帰支援に関わることもあります。それらのカウンセリング、治療、コンサルテーションの経験から、適切に休業開始ができ、休業中のケアが適切に行われているかどうかがその後の職場復帰プロセスを左右すると実感しています。

　本稿においては、病気休業開始および休業中のケアの段階のうち、労働者の診断書が提出され、休業に入った後の休業中の対応について、産業看護職が担う役割や対応のポイントについて述べていきたいと思います。休業期間を前半と後半に分けて述べていくこととします。前半は病気療養に徹する時期、後半は職場復帰に向けてリハビリテーションを行う時期です。

病気療養に徹する時期のケア

　診断書を提出し休業に入った労働者が病気療養に徹するために、産業看護職は休業に入った労働者および職場に対してケアを提供することになります。

1　休業に入った労働者へのケア

　労働者が安心して病気療養に徹し、回復できるようサポートします。メンタルヘルス不調で休業に入る労働者の多くは、休業という予期していなかった初めての経験に大きな戸惑いや不安を感じていますから、適切に療養ができるよう、休業者の安心感を醸成するとともに、療養の目的や方法を理解してもらう必要があります。産業看護職は、労働者にとって最も安心して相談できる身近な存在であることが多いので、まずは休業者の不安や悩みを相談できる場を提供し、十分に傾聴したうえで、その不安や悩みを解消するために必要な資源に連携をしたり、情報提供をします。ここで大事なポイントは、休業者の不安や悩みを傾聴はしますが、それらに対して産業看護職がすべて対応するのではなく、対応すべき資源に連携するということです。休業者から寄せられる不安や悩みと産業看護職の対応は次の通りです。

十分な引き継ぎができていないので仕事のことが気になる

　産業看護職は休業者の気持ちに寄り添いつつ、休業者の不安を軽減するために管理監督者に連携します。管理監督者は引き継ぎ内容を配慮し、仕事のことを気にせず安心して療養できるように本人に伝えます。休業者と管理監督者との関係がよくないケースでは、間に産業医や人事部門の職員が入ることもあります。

経済的に不安である

　経済的不安を感じる休業者は少なくありません。うつ状態も相まって、経済的不安は療養の妨げになります。休業に関する社内の制度や傷病手当金、公的支援制度について人事部から説明をしてもらえるよう、人事部に連携をします。産業看護職が答えられることであっても、社内制度や保障に関わる情報提供は、その後の雇用に関わってくる部分でもあ

表1 休業・復職支援のしおりに記しておくとよい内容

- **療養できる機関とその間の賃金について**
  就業規則で定められている、病気やケガで長期療養を行う場合の制度を明記する
- **休業中の連絡先**
  「休業・復職」「賃金」などに担当が分かれていれば、それぞれの担当者名と
  部署名、電話番号、メールアドレスなどを示す
- **休業中の過ごし方について**
  休業中は治療に専念して通院と服薬を続け、体調に変化があれば主治医に
  相談する旨を記す
- **休業中の会社との連絡について**
  連絡窓口、連絡の頻度（月に1回など）と手段（電話／メールなど）について示す
- **復職の準備について**
  復職の目安となる生活・体調はどのような状態なのかを具体的に示す
  毎日の「生活記録表」の記入について説明する
  復職には主治医の診断書が必要となることを明記する
- **復職について**
  試し出勤制度や業務調整などについて説明する

（文献 2 を参考に作成）

りますので、役割分担として人事部から説明してもらったほうがよいでしょう。また、病状によって休業者の情報処理能力が低下していることもありますので、説明の際に用いるしおりなどがあるとよいと思われます（表1)[2]。

居場所がなくなってしまうのではないか、戻れないのではないかと不安である

　休業に入ることで会社から切り離されてしまうという不安感と孤独感を感じる休業者も多くいます。管理監督者から「職場としては待っているので、まずは療養してもらうことがあなたの仕事だ」と伝えてもらうことが功を奏するケースもありますし、逆にそのことでかえってプレッシャーを感じてしまうケースもあります。産業看護職は、休業者と管理監督者、職場との関係をアセスメントしながら、休業者の不安や孤独感軽減のために誰とどのように連携したらよいのかを考え、関係者と調整していくことになります。この調整においては、「休業者が安心して療養してもらう」という目的を常に意識しておくことがポイントです。また、後述するように、休業者と定期的に連絡をとるように決めておくことも不安の軽減に役立ちます。

どのように休んでいいのかわからない

　これまで走り続けてきた労働者が、急に「休業しなさい」と言われると、どのように休んでいいのかわからない、ということが起こります。休業の目的は、枯渇したエネルギーを回復させることが目的ですので、その回復に有効な休み方は、どの程度エネルギーが枯渇しているか、すなわちその労働者の状態によって異なります。休み方、すなわち休業中の過ごし方については、主治医に相談しその指示に従うように伝えるとよいでしょう。一人暮らしで療養に適切ではない、安全が心配である、と思われるような場合には、産業医などの産業保健スタッフから主治医に連携をとり、どのような環境で療養することが休業

者にとってよいのか、指示を仰ぐことも必要でしょう。休業者の中には、家族の理解が得られず、十分な療養に至らない場合もありますので、そのような場合も主治医に連携をとり、家族の理解を促進するような働きかけをしてもらうとよいでしょう。

　このように、産業看護職は休業者の不安や悩みを傾聴した上で、管理監督者、人事スタッフ、主治医との連携を図るコーディネーターとしての機能を果たすことが求められます。

　また、本人の不安を軽減する目的に加えて、事業場としても休業者の状態を把握しておくという目的のために、休業中も休業者と連絡をとることが必要です。休業者との連絡をどのようにするのか、あらかじめ本人を含む関係者で決定しておくことが大事です。連絡をとる窓口は一本化し、そこで得られた情報は本人の了解を得て、関係者（産業保健スタッフ、人事、管理監督者）間で共有していく必要があります。このプロセスをスムーズに行うために、事業場としては、原則として誰がどの程度（頻度）どのような方法で連絡をとるのかをルール化しておくとよいでしょう。ただし、このルールはあくまでも原則です。たとえば、ルール上は連絡をとるのは管理監督者となっている場合でも、管理監督者との関係がメンタルヘルス不調の背景にある場合もありますので、原則のルールはありつつも、誰がどのタイミングでどのような方法で連絡をとるのかについてケースごとに関係者で相談、決定し、休業開始時に休業者に伝えておくとよいと思われます。また、休業者の状態によっては、事業場と連絡をとること自体がストレスになることもありますので、連絡をとってよいのかどうか迷う場合には、産業保健スタッフ（産業医）から主治医に連携し、主治医の見解を聞くとよいでしょう。

　連絡頻度としては1カ月に1回程度の事業場が多いようです。精神科の受診が隔週、4週間に1回というパターンが多いので、受診に合わせて本人から連絡を入れてもらうというのも一つです。そうすると、診断書が新たに発行されたときもすぐに情報共有ができます。事業場から連絡を入れるというルールにしておくと、連絡がいつくるかという不安を感じて十分に療養できない休業者もいますので、できれば休業者側から連絡を入れてもらうタイミングをあらかじめ共有しておき、そのタイミングに休業者から連絡がない場合には事業場から連絡を入れるということをあらかじめ休業者に伝えておくと安心です。連絡手段としては、文書、メール、電話がありますが、コミュニケーションの齟齬が少ないこと、情報量が多いことから、電話が望ましいと思われます。なお、誰が連絡をとるかによって、確認内容は異なるかとは思われますが、産業看護職が連絡をとる場合には、**表2** に示す「休業中に産業医面談で確認すること」として挙げられているポイントが参考になるでしょう[3]。

2　職場へのケア

　休業者本人へのケアに加えて、休業者が所属している職場へのケアも必要になります。管理監督者は休業者本人へのケアを行う立場であると同時に、メンバーの1人が休業した

表2 休業中の産業医面談で確認すること

- 現在の全体的な体調
- 不眠、食欲低下、気分の落ち込み、頭痛、胃痛などの症状の変化
- 就寝時刻、起床時刻、睡眠リズム
- 集中力の程度、テレビや新聞をどの程度見ているか
- どのくらい外出しているか
- 療養中の過ごし方
- 治療の頻度、最近の通院日、主治医は何と言っているか
- 家族は何と言っているか
- 治療や復職について心配なこと

（文献2より作成）

ことにより、業務負荷が高くなる職場のケアを行う必要もあります。具体的には、①休業者が一定期間（当面の見込み期間）休みに入ること、②その間の業務分担、③ほかのメンバーに負担がかかるために、もし何か不都合や意見があれば自分にエスカレーションしてほしいこと、④場合によっては期間が伸びる可能性があり、その場合には再度業務を調整すること、といった必要事項を職場のメンバーに伝えることとなります。さらに、ほかのメンバーの様子をこれまで以上に気を付けて見ながらマネジメントしていく必要がありますので、管理監督者の心理的負担は相当なものになります。産業看護職は産業医や人事と連携をとりながら、管理監督者が適切に休業者本人へのケアと職場のメンバーへのケアを行えるようにサポートしていきます。

　また、休業者が所属している職場のメンバーから産業看護職に相談が寄せられることもあります。休業に至ったメンバーが出たことにより、業務負荷が高くなったことで調子を悪化させ相談に至るメンバーが出てくることがあります。また、休業者が出る職場には、もともと潜在的な職場としての問題を抱えていることもあり、メンバー1人が休業に至ったことで、その問題が顕在化することもあります。どちらの場合であっても、労働者が休業に至った場合には、その職場のメンバーのケアを念頭に置いておくことが必要でしょう。

職場復帰に向けてリハビリテーションを行う時期のケア

　病状がある程度回復してくると、職場復帰に向けてリハビリテーションを行っていくことになります。このリハビリテーションは、休業者が主治医の指示のもと自律的に行っていくものではありますが、事業場が主導して職場復帰支援サービスを利用することを支援することが必要な場合も多々あります。厚生労働省の「心の健康問題により休業した労働者の職場復帰支援の手引き」には、「公的又は民間の職場復帰支援サービスなどの利用について、関係機関などが作成しているパンフレットを渡すなどにより事業者が本人に対して、手続きに関する情報を提供することや場合によっては利用への支援を行うことなどが望まれる」と記されています[1]。

リワークプログラム

　職場復帰支援サービスは、通常リワークプログラムと呼ばれます。もともとリワークプログラムは2002年度に独立行政法人高齢・障害雇用支援機構（現在は「高齢・障害・求職者雇用支援機構」）障害者職業総合センターで試行され、その後、全国47都道府県に設置・運営されている地域障害者職業センターにより提供された、在職精神障害者の職場復帰支援プログラムの通称でした。その後、民間の医療機関でも提供されるようになり、現在は主なリワークプログラムとして、地域障害者職業センターにより提供される公的リワークプログラムと、医療機関で行う民間リワークプログラムがあります。

　地域障害者職業センターで提供されるリワークプログラムの特徴は、復職後の職場適応とキャリアの再構築とを目的とした職業リハビリテーションであり、企業担当者との復職調整及び復職準備性向上を目的としたプログラムを提供している点です[4]。事業場との連携に力を入れている点、利用が無料である点は、休業者にとっては大きなメリットです。一方、医療機関で提供されるリワークプログラムと比較して、内容的には治療的効果はあまり期待できません。また、地域によっては地域障害者職業センターが休業者の住居から遠く、経済的コストが高くつく場合があります。

　医療機関で提供されるリワークプログラムは治療を目的としたリハビリテーションであり、病状の回復と再休職への予防的効果があることが確認されています[5]。ただし、医療機関によって内容がさまざまであるため、労働者に紹介する場合にはその内容がどのようなものかを事前に調べる必要があります。また、健康保険が適用されるため、自己負担が発生する点も注意が必要です。

　休業期間が一定期間以上の休業者や、複数回休業を繰り返している休職者に対しては、リワークプログラムを利用することを勧めている事業場もあります。基本的にリワークプログラムを利用するかどうかは本人が主治医と相談のうえ決めるものですので、事業場が強制することはできませんが、休業中の適切なタイミングでリワークプログラムについての情報を提供し、主治医と相談するよう促すことは有用だと思われます。人事部や産業医と連携しながら、その役割を産業看護職が担うこともあります。公的リワークのメリット、デメリット、医療機関が提供するリワークプログラムの特徴に関する情報を集め、休業者に適切と思われるリワークプログラムに関する情報提供を行えるようにするとよいでしょう。また、リワークプログラム開始後にリワークプログラム担当者からの情報連携の窓口を産業看護職が担う場合もあります。リワークプログラムにお任せにならずに、リワークプログラム担当者からの情報を職場復帰支援にどのように役立てていくかを考えながら職場の受け入れ準備を進めていくことが求められるでしょう。

休業中の対応を適切に行うために不可欠な関係者の連携

　ここまで述べてきた休業中の対応を適切に行うためには、関係者間のスムーズな連携が不可欠です。これは休業中の対応に限らず、職場復帰支援のすべてのプロセスにおいて言えることではありますが、休業中の対応は職場復帰支援のプロセスの最初のステップであるからこそ、関係者間のスムーズな連携の重要性は高いと思われます。すなわち、休業中の対応において、関係者のスムーズな連携ができることが、その後のプロセスにも影響を及ぼすのではないでしょうか。

　労働者を取り巻くメンタルヘルス支援に関わる資源を 図2 に示しました。職場復帰支援において連携が必要と思われるところに両方向の矢印を加筆したものが 図3 となります。いかに関わる関係者が多く、事業場内資源の中での連携、事業場外資源との連携が必要なことが見てとれるかと思います。これら関係者との連携をスムーズなものにしていくためには、次の6点がポイントであり、それぞれの問いを関係者同士で共有していくことにより、連携がスムーズになるのではと考えられます。

①目的・目標の共有

　Q1「このケース、この組織がどうなったらいいのか？」

②各資源の役割・機能の認識共有

　Q2「そのためにはそれぞれがどのような役割・機能を果たすのか？」

　　「やるべきこと、やるべきでないことは何か？」

　　「できること、できないことは何か？」

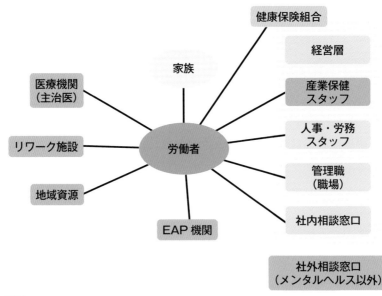

図2 メンタルヘルス支援に関わる資源

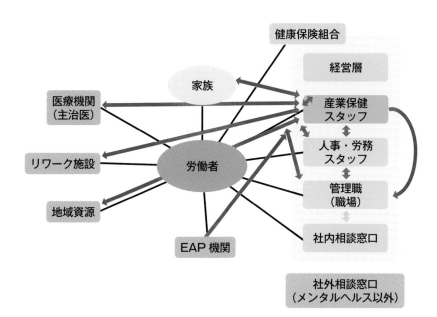

健康保険組合

経営層

家族

医療機関
（主治医）

産業保健
スタッフ

リワーク施設

労働者

人事・労務
スタッフ

地域資源

管理職
（職場）

EAP 機関

社内相談窓口

社外相談窓口
（メンタルヘルス以外）

図3 職場復帰支援に関わる関係者の連携

③共通の言語

Q3「お互いに言っていることを理解できているか？　対話が成立しているか？」

④見える化（ルール、ガイドライン作成など）

Q4「認識の齟齬を最小化し、同じ理解に到達できるように情報共有できているか？」

⑤伝達手段の確保、情報ツールの共有、共有機会の意識的な設定

Q5「タイムリーに情報共有、意識共有できているか？」

⑥各職種のスキル向上　限界を知ること

Q6「自分ができていないこと、できたほうがよいことがわかっているか？」

とくに、休業中のケアにおける関係者の連携においては、①目的・目標の共有と、④見える化が重要でしょう。休業中のケアにおいては、産業保健スタッフ、人事スタッフ、管理監督者の間で役割の押し付け合いが起こることがあります。そのような場合には、そもそもこのケースがどのようになったらいいのか？という目的・目標の共有に戻ることが肝要かと思われます。また、あらかじめ規則やガイドラインで決めておくと、認識の齟齬を予防することができます。職場復帰に関するルールを策定し、周知することのメリットは次のように考えられています[6]。

①ルール化されることにより、誰が何を行えばよいかが明確になり、組織的・計画的な職場復帰支援が可能になる

②ルール化する過程で職場復帰支援についての理解が深まり、またその目的・意義や何が重要かなどについて関係者の医師が統一できる

③就業規則などに定めることにより、事業者、労働者双方が拘束されることになる。したがって、過度な要求・期待に起因する無用な争いや不満感の発生を避けることができる

④休業中の労働者としても、職場復帰のルールが明確化されることにより、将来の不安などが軽減され、安心感につながりうる。また、状況によっては健康を回復しなければならないという自覚につながることもあろう

　社内ルールの策定にあたっては、厚生労働省の「心の健康問題により休業した労働者の職場復帰支援の手引き」に「私傷病による職員の休業および復職に関する規定（例）」が紹介されていますので、参考にするとよいでしょう[1]。

 ## おわりに

　職場復帰支援において、労働者が主治医のもとで治療し療養する段階である休業中は、主導権は主治医にあり、事業場内スタッフが対応すべきことは少ないように考えられてしまうこともありますが、ここまで見たように、診断書が提出された後、適切に休業するために事業場として対応すべきことは多岐にわたっています。そして、その対応においては、人事スタッフ、管理監督者、産業保健スタッフ（産業医、産業看護職）といった事業場内スタッフ同士の連携に加えて、主治医やリワークプログラム担当者といった事業場外資源との連携が必要になります。産業看護職は最も身近な存在として休業者を支えつつ、事業場内資源、事業場外資源をつなぐコーディネーターとしての役割を果たしていくことが求められるでしょう。

（大庭 さよ）

引用参考文献

1）厚生労働省．改訂 心の健康問題により休業した労働者の職場復帰支援の手引き：メンタルヘルス対策における職場復帰支援．2010．
https://www.mhlw.go.jp/new-info/kobetu/roudou/gyousei/anzen/dl/101004-1.pdf（2020 年 2 月 20 日アクセス）

1）厚生労働省．改訂 心の健康問題により休業した労働者の職場復帰支援の手引き：メンタルヘルス対策における職場復帰支援 return．2020．
https://www.mhlw.go.jp/content/000561013.pdf

2）難波克行．"産業医が選任されていない中小規模事業所向け復職支援マニュアル 休業・復職支援のしおり"．現場対応型 メンタルヘルス不調者 復職支援マニュアル．東京，レクシスネクシス・ジャパン，2013，86-8．

3）難波克行．"確実に復職できる！復職支援のコツ 6 つのステップ ステップ 2 休業中のケア"．前掲書 2．50．

4）松岡朋子．"障害者職業センター"．産業心理臨床実践：個（人）と職場・組織を支援する．金井篤子編．京都，ナカニシヤ出版，2016，197-9（心の専門家養成講座）．

5）五十嵐良雄．"リワークプログラムの内容と活用法"．新訂版 職場のメンタルヘルス 100 のレシピ．大西守ほか編．東京，金子書房，2017，138-9．

6）柳川行雄．"職場復帰支援の基本的な考え方"．心の健康 詳説 職場復帰支援の手引き．中央労働災害防止協会編．東京，中央労働災害防止協会，2010，18．

Memo

3 休職者の気持ち： 葛藤を乗り越えて再び働くために

はじめに

　メンタル疾患で休職した人のケアは難しい、と言われることがあります。メンタル疾患の場合、本人が不調であることや不調の理由をうまく表現できなかったり、不調を否認したりするために、本人の状態や気持ち、本音を把握しにくいようです。そのため、産業保健スタッフや人事担当者、上司などは、腫れ物を扱うように本人に接したり、関わりようがないと距離を置いたり、努力不足や気持ちの問題などの根性論で叱咤激励したりして、本人の状態に応じたケアができずに、回復や復職を妨げてしまうこともあります。

　本稿では、休復職者への支援の参考となるよう、メンタル疾患による休職者がどのような心理的過程を経て回復するかを、架空の事例を通して見てみましょう。

事例紹介

1　頑張りすぎて疲れきってしまった A さん

　A さんは 40 代で、専門知識やスキルを活かして会社に貢献できることにやりがいをもち、高く評価されていました。半年前に異動して、新しい顧客の担当になりました。

　A さんは努力を惜しまない真面目さと、人間関係を大切にする真摯さ、やればできるという自信から、顧客の無理な要求に応え続けました。しかし、仕事が思うように進まず、気分が落ち込み、頭痛や倦怠感から遅刻や欠勤が増え、人との関わりを避けて孤立するようになりました。自宅では妻が声をかけても上の空で、「うるさい！」と語気を荒げることもありました。心配した上司が産業医に相談し、A さんは休職することになりました。

　A さんは、頑張れなかった自分が悪いと悔やんだり、「難しい顧客を押しつけた」と、上司や会社を恨んだりしました。3 カ月ほどで日常生活ができるようになると、主治医に勧められてリワークに参加しました。しかし、「復職したいけれど、再発が怖い」と、複雑な気持ちが消えませんでした。

　リワークでは認知行動療法やほかの参加者とのグループワークで、休職前の状況を振り返りました。すると、「仕事ができない自分には価値がないと思い込んで自信を失った。上司や同僚を逆恨みしたが、本当は心配してくれていた」と気づきました。そして、「仕事が好きで、人の役に立ちたいと思うのは自分の長所だ」と考え、「困ったときは上司や同僚に助けを求め、顧客ともできるだけ公平な関係を築きたい」と、新しい働き方の目標

を立てました。

「同じ職場に戻りたくない」と言っていた A さんですが、「新しい働き方を実践して、もとの職場でやり直してみる。このままでは悔しいし」と、笑顔で復職しました。

2　頑張っているのに怒られてしまう B さん

　B さんは入社 3 年目ですが、なかなか仕事が覚えられず、遅刻や締切を守れないことも多く、上司から繰り返し注意されています。B さんは、「ちゃんとやっているのに、なぜ怒られるのかわからない」と困惑し、「きっと自分はダメなんだ」と落ち込みました。「また怒られるのではないか」と、漠然とした嫌な気持ちを抱きながら、何をどうしたらよいかわからないまま、明るいキャラクターを演じ続けました。次第に、常に緊張状態で不眠となり、近医で適応障害と診断されて休職しました。

　休職中は友人と趣味を楽しんでリフレッシュし、1 カ月ほどで復職しました。しかし、B さんは相変わらず失敗を繰り返して、すぐに再休職となり、産業保健スタッフからリワークに参加するように勧められました。

　リワークでチーム作業をしてみると、B さんには他者の意図やあいまいな指示を理解しにくい、一つのことに没頭する一方で、さまざまな刺激が気になって気が散る、情報を取捨選択できないなどの特徴が見られました。「そのせいで仕事ができなかったのか」と、原因がわかった B さんは、気持ちが軽くなりました。そして、報連相やコミュニケーション、スケジュール管理の方法を学び、ビジネススキルを身につけていきました。

　B さんは復職前に、産業医と上司に対して自分の特徴を説明し、「仕事やコミュニケーションの仕方を工夫したいので協力してほしい」と依頼しました。上司は、「B さんの特徴や対応方法がわかってよかった」と、協力を約束してくれました。復職した B さんと上司は定期的にミーティングを行って、適切な業務管理と再発予防を心がけています。

 ## 休職者の気持ちの変化

　事例の A さんは、仕事への自信や責任感から問題を抱え込みました。一方 B さんは、社会人になったことで発達障害の傾向による問題が表面化しました。不調の原因や発症までの期間は違いますが、同じような気持ちの変化を経て回復し、復職しています（図1）。

1　休職前：理想と現実のギャップによる葛藤

　頑張っても結果が出ない、できるはずなのにできない。周囲への申し訳なさと他罰感情が併存し、対人関係で孤立する。逃げたくても逃げられずに、体調や感情をコントロールできなくなる。自分と周りの状況を客観視できなくなり、感情的に行動することで余計に空回りして、自責感や自己嫌悪、自己否定に陥り、孤立無援だと思うようになります。同時に、頭痛や倦怠感などの身体症状が出て、さらに気分がふさぐという悪循環となり、メンタル疾患を発症していきます。このような状態に陥ってしまった場合は、疾病性に配慮

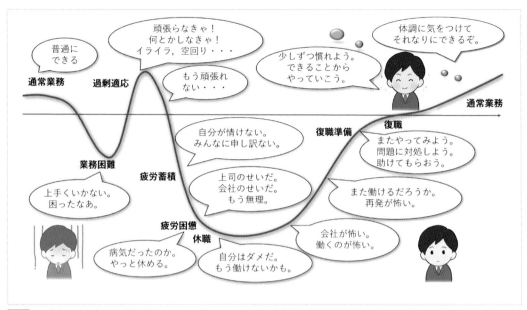

図1 休職者の気持ちの変化（例）

した対応が必要となり、回復までの時間も長くなりがちです。そうなる前に、笑顔が減る、会話が減る、不安感・緊張感・イライラ感・ちょっとしたことに感情的になるなどの気分の不安定さや、倦怠感・疲労感・睡眠や食欲などの身体面の変化といった、休職に至る心身の警告サイン[1]を発見して、早めに対処したいものです。

2 休職初期から中期：過去と未来の葛藤

休職当初は、働けなくなった自分や状況を受け入れられず、ゆっくり休もうと思えません。「もっと頑張れたはずだ。自分が情けない」と、過去の失敗にとらわれて自己否定しつつ、「自分は病気だからできなくても仕方ない」と開き直って自己正当化したり、「仕事を押しつけた上司が悪い」と責任転嫁したりします。そして、体調が回復するにつれ、「みんなに迷惑をかけてしまう」「早く復職しなきゃ」「ちゃんと復職できるだろうか」と、復職への漠然とした不安が大きくなります。気持ちと身体の回復にずれがあるために、過去の整理と未来への切り替えが難しく、葛藤が生じます。

3 休職中期から後期：問題解決と将来への展望

体調が回復したように見えても、本人には、「仕事はうまくできるか」「みんなは受け入れてくれるか」「完治したのか」「再発したらどうしよう」との不安がつきまといます。これを放置したまま復職すると、再休職の可能性が高くなります。そこで、リワークなどを利用して、休職原因を振り返って再発防止策を検討し、それを実践して、復職準備を始めます。ここが、疾病性から事例性へと、対応を切り替えるタイミングです。

復職準備では、休職前のつらかった状況に向き合い、苦手なことや嫌な人にどう対処す

るかを考えますが、これはとても苦しいことです。しかし、復職してもう一度働くという、具体的な目標に向かって問題解決を図ること自体が、働くことのリハーサルとなります。そして、再び自分が職場で働く姿を具体的にイメージできるようになると、仕事への不安や他罰感情が薄れて、さらに体調や気分が安定し、働く自信や覚悟が回復します。

4　復職後：職業人としての再スタート

　復職後にストレスや疲労を感じるのは当然ですが、「再発か？」「復職は早かったか？」と、不安になります。また、就業制限中には「自分は役に立っていない」と、委縮したりします。多少の不安や心配は、不調を早期に発見するためのセンサーだと考えて、問題にすぐに対処できれば、「自分は大丈夫だ」と自己効力感を得られます。そのような日々を積み重ねて、「休職はつらかったけれど、よい経験だった」と思えるようになることが、自分らしく働き、成長し続ける、職業人としての再スタートなのです。

 ## 復職を支援するために

　休職とは、「ふつうにできる自分」が「できない、ダメな自分」に変化して、それまでの自己イメージが崩れ去ってしまう、喪失体験を伴う人生の危機です[2]。しかし、失敗ばかりに目が向いて自己否定するのは、職業人としての自負やプライドがあるからです。復職が怖いのは、以前のように自信をもって仕事がしたい、上司や同僚とよい関係を築きたいからです。できる自分とできない自分、繰り返し湧き起こる将来への不安と期待といった葛藤に苦しみながらも、休職者は、また以前のように働きたいと願っています。

　中には疾病性から、このような葛藤や意欲が持てない休職者もいます。しかし一般的には、疾病性だけでなく、休職者の、心理的葛藤を抱く職業人という側面に焦点を当てることが大切です。そして、時間や体調とともに変化する葛藤のあり方を観察しながら、時機に応じて目標を持たせ、背中を押し、上司などとの関係を再構築できるように、積極的に支援することが有効です。休職者の状態や回復段階に寄り添った支援が、休職者の主体性や社会性、内発的な仕事意欲[3]を回復させ、再び自分らしく働くことを可能にするのです。

（中村 美奈子）

引用参考文献
1)　佐藤大輔ほか. うつ病等で休職に至る警告サインの明確化. 日本精神保健看護学会誌. 29 (1), 2020, 42-50.
2)　中村美奈子. 復職支援ハンドブック：休職を成長につなげよう. 東京, 金剛出版, 2017.
3)　櫻井茂男. 思いやりの力：共感と心の健康. 東京, 新曜社, 2020.

4 職場復帰支援

はじめに

　職場復帰は、休職者が体調を回復し元気になるだけでなく、期待役割に合ったパフォーマンスを発揮して、いきいきと働くことができることがゴールです。そして何よりも、再休職にならないことが重要です。そのためにも、休職者本人の職場復帰の意思が確認されてから職場復帰支援プランを作成するまでの「復職準備期」は、本人にとっても職場にとっても非常に重要な期間です。手間も時間もかかりますが、丁寧に進めることで誰もが納得できる円滑な職場復帰につながります。

　職場復帰支援は、厚生労働省「改訂 心の健康問題により休業した労働者の職場復帰支援の手引き」（2009年3月改訂）[1]に示されている流れに基づき、本人の職場復帰の意思→主治医による職場復帰可能の判断（診断書の提出）→産業医による職場復帰の可否の判断→本人を交えて関係者（産業医、産業看護職、職場の上司、人事労務担当者）での合意と職場復帰プランの作成→職場復帰判定の決定と進めます（図1）。産業看護職は各段階において休職者本人や職場への支援を行いながら情報を収集し、関係者が連携できるように適宜その情報を活用してコーディネートします。

　職場復帰支援の成功のカギとなるポイントは以下の通りです。
①休職者本人の回復状況や職場の受け入れ状況について情報収集し評価を行い、適切な復帰時期を見極める
②休職者本人および関係者の合意（納得）をもって進める
③無理のない段階的な職場復帰プランを作成する（おおよそ6カ月を目安に）

適切な復帰時期の見極め：情報収集と評価がカギ！

　休職者の体調が回復し、早く職場へ復帰したいという意欲が出てきたら、いよいよ職場復帰に向けて準備を開始します。本人は、自分の「治った」「働きたい」という漠然とした意欲だけでなく、従前の業務が行えるまでに病気が回復していること、所定の就業時間を勤務でき、期待役割に合った業務パフォーマンスが提供できるための基盤となる安定した日常生活が取り戻せていることを客観的に証明する必要があります。

　職場の上司や人事労務管理者は、担当業務の見直しや就業上の配慮について検討し、職場の受け入れ体制を整える準備を開始します。産業医は、主治医の意見書（診断書）をも

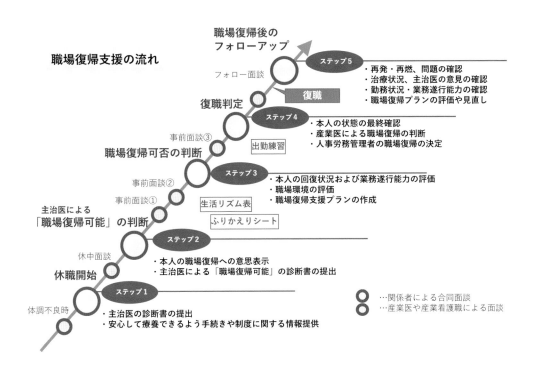

図1 職場復帰支援の流れ

とに本人の回復状況を確認し、医学的な立場から、最終的に期待役割に合ったパフォーマンスを発揮できる状態に回復しているかを判断します。産業看護職は、本人をはじめ関係者が一連の情報収集と評価をスムーズに行えるよう、対応するときどきに得たさまざまな情報を適切に活用して支援を行います。以下に、適切な復帰時期を見極めるためのそれぞれの確認のポイントについて具体的に示します。

1　本人の回復状況の確認

働きたいという意思の確認

　本当はまだ十分に回復していないにもかかわらず、早く復帰しないと職場に迷惑をかけるという焦燥感や、家族からの期待が大きく、必ずしも本人の希望とは限らない場合もあります。働かなければいけないという焦りではなく、本当の意味で働きたい意欲なのかどうかを確認できるよう、産業看護職の面談時に生活リズム表（図2）などを見せてもらいながら、回復の状況を一緒に確認し、気になる場合は、主治医の意見を聞くように促します。

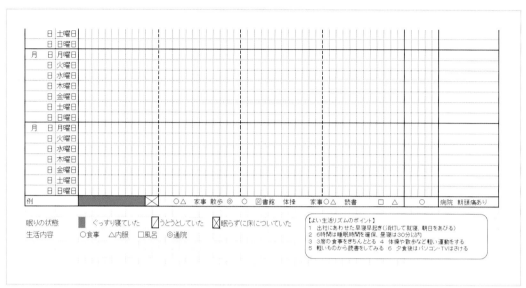

眠りの状態　■ぐっすり寝ていた　☑うとうとしていた　☒眠らずに床についていた
生活内容　○食事　△内服　□風呂　◎通院

【よい生活リズムのポイント】
1　出社にあわせた早寝早起き（消灯して就寝、朝日をあびる）
2　6時間は睡眠時間を確保、昼寝は30分以内
3　3度の食事をきちんととる　4　体操や散歩など軽い運動をする
5　軽いものから読書をしてみる　6　夕食後はパソコン・TVはさける

図2 生活リズム表の一例

表1 生活リズム表の確認ポイント

復職準備ステップ	確認するポイント
回復初期	睡眠時間が極端に長く、一日中寝ている
生活安定期①	夜に寝て昼に起きる 家の中でごろごろすることが多い 疲れやすい
生活安定期②	日中、横にならず起きていられる 少しながら外出できる 意欲も少し戻る
復職準備期①	午後から短時間なら外出できるが、長時間や人混みは疲れる
復職準備期②	出社を模した通勤訓練が継続してできるようになる
復職準備期③	出勤をイメージした外出ができる 体力回復
復職可能	出社を模した通勤訓練が継続してできるようになる

（文献2より引用）

安定した生活リズムの定着

　休職当初は不安定な生活リズムを安定させることが目標になりますが、復職準備期においては、期待役割に合った業務パフォーマンスを発揮するための基盤となる、安定した生活リズムの定着が必要になります。職場へ出社することをイメージした生活リズムとなっているかを確認します。

よい生活リズムのポイントとして、出社に合わせた就寝時間と起床時間になっているか、十分な睡眠時間は確保できているか、食事は規則正しく1日3回とれているか、体操や散歩など軽い運動ができているか（体力）、外出した翌日は疲れが残らないか（疲労回復状況）、読書などもできるようになっているか（集中力）などについてチェックしながら、回復ポイント（表1）に目を向け、意欲や自信につながるように支援します。各段階に応じて細かく確認していきます。

休職が発生した要因の振り返り

再休職とならないためにも、メンタルヘルス不調の発生要因を明らかにして、適切に対処することは必須です。不調の原因は仕事のストレスだけでなく、個人要因や家庭環境要因、職場環境要因などが複雑に絡み合っている場合がほとんどです。本人の気づきのためにも「振り返りシート」の活用は有効です（図3）。

振り返りシートの内容には、現在の生活状況や意欲を把握する項目として、生活リズム、睡眠リズム、運動、服薬、飲酒習慣、趣味、読む作業、書く作業、就業意欲、仕事への興味、仕事への不安、職場の人間関係、職場以外の人との関係、相談できる人間関係、家族の病気への理解、持病の有無などがあります。また、自分自身の行動や考えを記述する項目として、病気になった経緯、病気に対する治療や対策、再発防止策、どのあたりがどれくらいよくなったか、復帰するために心がけたこと、自分の性格や思考傾向、ストレスや疲れを感じるのはどのようなことかについて問うもので、記入することで復帰に向けて主体的に取り組むべきことがより明確になります。自分自身を内省し、言語化することはなかなか難しく、時間もかかります。ときには向き合いたくないことにも向き合う必要もあるため、適宜心理職などとも連携しながら進めることも必要です。

事例紹介：休職と復職を繰り返すCさん

Cさんは52歳の男性で既婚、子どもが1人います。入社以来、優秀な人材として活躍し、若手管理職に登用され期待も大きかったのですが、管理職になってから体調不良に見舞われることが続き、幾度となく体調不良→休職→復職が繰り返されました。職場復帰の際は、本人の働きたい意思もあり、主治医の診断書もあり、生活リズムも整い、出勤練習もクリアするのですが、復帰するとすぐに体調を崩してしまいます。これまでは現状確認はおもに口頭で行っていたのですが、「振り返りシート」を使用してみたところ、自らの行動や考えに癖があり、また生活リズム表では把握しきれなかった集中力や判断力の部分がまだ十分ではなかったことがわかりました。復職準備が不十分で、復職時期が早かったようです。その後はリワークを活用しながら時間をかけて復帰準備を行い、現在は再休職せずに勤務が継続できています。

生活や意欲などの現在の状況を伺います。自分の尺度で当てはまると思うところに〇をつけてください

① 自分が病気になったと思われる経緯を具体的にご記入ください
【今回の休職について】

[記入欄]

【これまでの休職について　1回目から】（過去にも休職歴がある方はご記入をお願いします）

[記入欄]

② 病気に対する治療や対策としてどんなことに取り組まれましたか

[記入欄]

③ 再発をしないためには何に気を付けていこうと考えていますか　具体的に

[記入欄]

④ 休職に入る前と現在を比べて、自分ではどのあたりがどのようによくなったと思いますか

[記入欄]

⑤ 復帰するために心がけたことはどんなことですか　具体的に

[記入欄]

⑥ 病気になる前からの自分の性格や思考の傾向についてご記入ください　具体的に

[記入欄]

⑦ 自分にとってストレスや疲れを感じるのはどのようなことですか　具体的に

[記入欄]

【その他（自由記入欄）】
上記以外で、復帰に関して必要と思われる事柄があればご記入ください

[記入欄]

① 生活リズム　　　不規則 ── 規則正しい
② 睡眠リズム　　　不規則 ── 規則正しい
③ 運動　　　していない ── 定期的にしている
④ 服薬　　　指示通り飲めない ── 指示通りにできる
⑤ 趣味　　　何もしたくない ── 取り組める
⑥ 作業（読む）　文字を見ない ── 専門書や難しい文章が読める
⑦ 作業（書く）　筆記具に触らない ── 長文や報告書を作成できる
⑧ 就業意欲　　　意欲がわかない ── 意欲はある
⑨ 仕事への興味　興味がわかない ── 興味を持てる
⑩ 仕事への不安　不安がある ── 不安はない
⑪ 職場の人との関係　話せる人がいない ── 話ができる人がいる
⑫ 職場以外の人との関係　話せる人がいない ── 話ができる人がいる
⑬ 相談できる人間関係　相談相手がいない ── 相談できる人がいる
⑭ 家族の病気への理解　理解はない ── 理解がある

⑮ 飲酒習慣　飲まない・飲む
（飲むと回答された方は下記も記入してください）
【飲酒の頻度：週　　　日／お酒の種類と量（1回あたり）　　　　　】
⑯ メンタル疾患以外で治療を要する持病の有無
なし・あり【病名　　　　　　　　　　　　　　　　　　】

図3 振り返りシートの一例

出勤練習

　治療を支援するために、本人の希望に応じて出勤練習の機会を設けます。睡眠覚醒リズムを調整したり、勤務に向けて身体を慣らし、自信をつけることを目的に行います。安全に通勤できるかどうかを確認することが目的ですが、職場に顔を出すことによって、職場の雰囲気を感じ慣れていく、職場側も受け入れを意識できる、上司や同僚と会話することで少しずつ業務のイメージが持てるなど、いくつかの補助効果もあります。

　しかし、休職の原因が職場環境にある場合は、最寄り駅までの経路にする、あるいは健康管理室へ出勤し、産業看護職と簡単に面談をして帰るなど、段階を踏んで徐々に職場に行けるようにサポートすることもあります。産業看護職もこの機会に本人と面識を深め、回復状況の把握に努めます。

　出勤練習を実施する際の留意点として、これはあくまでも休職中に本人の希望で実施するものであり、いたずらに長期にわたる実施は避ける、業務に携わることのないように留意する、一方的に強要することがないよう本人の状況に合わせる、目的に応じて効果的な方法を相談し実施するといったことが大切です。開始前には本人、産業保健スタッフ（産業医・産業看護職）、人事労務管理者、職場の上司で相談し、そこでの合意をもって、どれくらいの期間、どこに出勤するのか、誰が対応者となるのか（上司のことが多い）を決めて計画書を作成します。一例として、通常の出勤時間に職場に到着し、対応者のサインをもらって、1時間程度職場に滞在したら、その後は図書館などで過ごすようにすることもあります。ときには体力づくりのためにウォーキングなどを勧める場合もあります。対応者が不在になる場合もありますので、あらかじめ不在時の対応者についても職場内で事前に決めておくと安心できます。

2　医学的に回復しているかの確認

診断書の確認

　主治医からの診断書は、回復状態を確認し評価するための情報源の一つです。病名、発症時期、療養期間、治療経過と現在の状態、就業についての意見、とくに配慮が必要な場合は、そのことについて具体的に書かれているかを確認します。所定のフォーマットに沿って記載してもらうと、必要な項目がもれずに済みます。

　主治医には本人の業務内容や、会社の休職制度、復職支援の仕組みなどがよくわかっていないこともあり、会社の制度では対応しきれないような配慮事項が記載されていることもあります。また、本人や家族の意向で、出社可能レベルの回復に至る前の段階での職場復帰判断がなされる場合や、逆に本人の言いなりになって、いつまでも休職を延長するような判断がなされる場合もあることに注意が必要です。休職に入った段階から主治医と産業医とが連携することが大切だと言われる所以はここにあります。

産業医による復職可否の判断

　「主治医の診断書が出ているのに、なぜすぐに出社できないの？」という疑問を抱かれる場合もありますので、復職の可否は主治医の診断書をもとに、産業医が出社可能な状態まで回復しているかを判断するということを、あらかじめ本人や家族、職場の上司にも説明しておくことが大切です。回復には「日常生活レベルの回復」と「出社可能レベルの回復」とがあること、職場復帰には「出社可能レベルの回復」が必要であることを丁寧に説明します。

3　職場の受け入れ準備体制の確認

　職場復帰の際は元の職場に戻るのが原則だと言われています。それは単純に慣れている職場だからということだけでなく、休職の原因となる問題が職場にあるのであればそれを解決すること、本人に問題があるのであればそれを解決することが重要であり、解決が難しい場合に初めて配置転換を検討するという流れとなることを忘れてはなりません。配置転換は、新しい受け入れ職場の選定や人員の調整などを伴うため、そう容易ではないことについても、あらかじめ共有しておくとよいでしょう。また、職場復帰する時期の考慮も必要です。あくまでも本人の状況に合わせて復帰時期を決定しますが、もともと忙しい職場なのであれば、繁忙時期をできるだけ避けられるように配慮します。

 ## 休職者本人および関係者の合意（納得）をもって進める

　職場復帰に向けての準備期には、本人の面談はもちろん、関係者の事前打ち合わせを何度でも行い、それぞれの立場で納得し合意して進めることが重要です。誰もが疑問を残さず、納得できるように話し合いを重ねます。関係者が一同に会せない場合もありますので、その際は産業看護職が調整を行い、誰と誰が何を話し合うのかを見極め、間に入って目指す方向性について共通認識が持てるように働きかけます。

面談の進め方の一例

　主治医の「職場復帰可能」とする診断書を入手したら、まずは本人と産業医、産業看護職が面談を行います。診断書をもとに休職中の治療経過、主治医の見解、現在の体調、生活リズム表を確認します。産業医の前では緊張し、うまく話せない場合もあるので、一回で済ませず、数回面談を組んで関係性を作ることから始める場合もあります。帰りがけに看護職がもう一度面談を行うこともあります。このような隙間な面談時ほど、本音が聞けるように思います。

　次に、職場の上司や人事労務担当者と、担当業務や職場の受け入れについて打ち合わせを行います。そのとき、事前に本人の希望を聞いていれば、それとなく伝えます。また、本音の部分では職場での受け入れに悩んでいることもあるため、別途産業看護職だけで職場の上司との面談を行うこともあります。このような事前打ち合わせが数回に及ぶこともありますが、疑問を残さないようにします。

　続いて、いよいよ合同面談となりますが、産業看護職は主に進行役となり、①主治医の診断書の確認、②本人の生活リズム表の確認、③振り返りシートを用いた本人からの復帰に向けた意思についてプレゼン、④出勤練習の有無、という流れで進んでいきます。本人や職場の上司がうまく話せるよう、適宜声かけを行うのも産業看護職の役割となります。この合同面談の後、おおよその職場復帰日時を決定し、逆算して出勤練習を行い、実施成果を確認したあとに、正式に職場復帰日時が決定されます。事前打ち合わせの段階で手を

かけておくと、この合同面談は比較的スムーズに運ぶようです。

 ## 無理のない段階的な職場復帰支援プランの作成

　本人をはじめ、関係者の合意がとれ、職場復帰の可否が判断されたら、次のステップとして職場復帰支援プランの作成に進みます。実際に職場に出社する状況を見据えて、対象者の個別性に合わせてプランニングします。このプランニングが不十分だと、たとえ無事に職場復帰できたとしても、再休職する可能性もあり、復職支援はうまくいきません。

おおよそ 6 カ月を目標に

　メンタル不調者が職場復帰した後、仕事に必要な集中力や判断力が以前と同じように回復するまでには、おおよそ 6 カ月間かかると言われています。とくに前半の 3 カ月間は、通勤するだけで精一杯の段階で、再発の可能性が高い時期です。久しぶりの職場で、周囲の同僚が普通に働いている姿にも戸惑いを感じ、心身ともに疲れてしまいます。業務の負担についても十分に軽減する必要があります。

　後半の 3 カ月間は、体調が少しずつ落ち着いてくる時期ですが、「もう大丈夫だろう」という油断が生じて、無理をしやすい時期でもあります。職場のほうも「そろそろ大丈夫なのではないか」と、通常の業務に戻ることを期待してしまいます。しかし、実際には病気は治っておらず、無理をすると疲れやすく、作業スピードや集中力・判断力は十分に回復していないのです。

　この時期は、業務負荷を徐々に増やしながら、体調などが悪化しないかどうかを確認していきます。再発防止のためには、以前とは違う「より健康的な」働き方を身につける必要があります。また、復職できたら治療は終了ではなく、しばらくは主治医の指示に従って、通院や服薬を継続することも重要です[3]。

業務内容と業務量の調整

　出社可能なレベルまで回復していたとしても、いきなり元の業務を 100％こなせるわけ

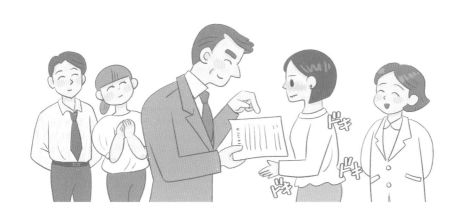

ではありません。はじめは通勤するだけでも精一杯であり、久しぶりの職場に戸惑いもあります。まずは個人で行う納期のない仕事から始め、続いて個人で行う納期のある仕事、チームで行う納期のない仕事、チームで行う納期のある仕事と、段階的に負荷が増すように業務内容を考えるとよいでしょう。最近では、単純な作業的な業務は外注化されていることも多いので、復職者のためにわざわざ一時的に資料の整理などの仕事をつくることもあると聞きます。業務プランも関係者で共有し、本人が納得できる仕事を考え、主治医にも本人経由で報告してもらうように伝えます。はじめは業務の少なさに本人も不満や焦りを感じることがありますが、段階的に負荷を上げていくことを丁寧に説明し、理解を得るように努めます。

おわりに

　メンタルヘルス対策は、どの企業においても重要な課題の一つです。多くの企業では職場復帰プログラムを策定し、取り組んでいるにもかかわらず、休職者はなかなか減りません。メンタルヘルス不調の発症は多くの場合、仕事によるストレスに加えて、労働者本人の脆弱性、仕事以外の出来事、周囲の人たちのサポートの有無が絡み合っているためで、原因は単純ではありません。そのため生活リズム表や振り返りシート、出勤練習計画表と実績など、誰もがわかりやすいツールを使うことにより回復具合を見える化することで見通しも立ちやすく、関係者の合意も得られやすくなります。また、産業看護職がそのときどきで入手しているさまざまな情報を活かすことにより、きめ細かい支援につながります。産業看護職が得意とするコーディネーション機能やエンパワーメント機能も、関係者の連携が不可欠な職場復帰支援においては、大いに発揮することができます。

　最後に、メンタルヘルスの問題は、従業員の健康問題でもあると同時に、労務管理上の問題でもあります。実際の対応においても、従業員の健康上の問題について、会社は医師（主治医や産業医）の意見を参考に、必要に応じて就業上の措置を実施するという、従業員の健康管理の基本的な仕組みを意識しておく必要があります。それゆえ、メンタルヘルスケア対策を行う際には、職場人事労務管理部門との連携がとても大切になります[3]。

(岡田 睦美)

引用参考文献

1) 厚生労働省. 心の健康問題により休業した労働者の職場復帰支援の手引き：メンタルヘルス対策における職場復帰支援. 2010.
https://www.mhlw.go.jp/new-info/kobetu/roudou/gyousei/anzen/dl/101004-1.pdf

2) 神奈川産業保健総合支援センター. 職場復帰支援プログラム構築のためのガイドライン. 諸フォーム参考例（職場復帰準備性関係）. 2015.
https://www.kanagawas.johas.go.jp/files/libs/192/201711221555079871.pdf

3) 難波克行. "確実に復職できる！復職支援のコツ6つのステップ". 現場対応型 メンタルヘルス不調者復職支援マニュアル. 東京, レクシスネクシス・ジャパン, 2013, 67.

4) 難波克行. "社内の健康管理体制づくり". 前掲書2. 140-1.

5) 難波克行. プロセスを改善して, 再休職を防ぐヒント. 産業保健と看護. 7 (4), 2015, 13.

Memo

Part

4

職場適応支援の
ポイント

再発・再休職の予防

はじめに

　メンタルヘルス不調者が長期休養から職場復帰の決定を受けて、職場に復帰した後のフォローアップと職場適応支援は、安定した業務を継続していくうえで非常に重要です。そして、メンタルヘルス不調者本人にとっては、再発・再休職の予防につながる必要な支援だといえます。メンタルヘルス不調はいくつかの要因が複雑に重なり合って発症するものであるため、職場復帰が決定して復帰支援プランを作成する段階においても多くの不確定要素が含まれると考えられることから、実際の職場適応支援においては、その準備の段階からさまざまな事情で計画通りに進まないことを前提に、職場復帰後の観察やプランの見直しも考慮しつつ進めていく必要があります。

職場復帰後のフォローアップ

　職場適応支援を実施するにあたっては、厚生労働省「心の健康問題により休業した労働者の職場復帰支援の手引き」に示されている職場復帰支援の流れのうち、第5ステップの「職場復帰後のフォローアップ」に掲げられた7項目（図1：ア～キ）が、基本的な考え方として参考となります[1]。この7項目に沿って支援のポイントを解説していきます。

1　疾患の再燃・再発、新しい問題の発生などの有無の確認

　メンタルヘルス不調の疾患はその特徴から再燃、再発が多いと言われます。職場の上司（管理監督者）、事業場内産業保健スタッフ（産業看護職）は、メンタルヘルス不調者の状態の変化に早期に気づき、適切なタイミングで必要な対応ができるよう、日頃から良好な関係を保って連携を図っておくことが重要です。また、メンタルヘルス不調者の状態の変化に早期に気づくためには、メンタルヘルス不調疾患の回復のプロセス（表1）を理解することで、関係者が連携し適切なタイミングで確実な対応につながります。

　メンタルヘルス不調疾患は、「発症・治療」「回復期」を経て「寛解期」「維持・予防」というプロセスをたどり、発症から「寛解期」「維持・予防」までに数年かかることも少なくありません。メンタルヘルス不調者に見られるうつ状態は複数の疾患に見られるため、確定診断自体に時間がかかり、診断によって治療方法（薬物療法など）も異なることから、本人の状態のきめ細やかな観察と、長期的な支援が前提となります。

職場復帰支援の流れ

第1ステップ　病気休業開始および休業中のケア

↓

第2ステップ　主治医による職場復帰可能の判断

↓

第3ステップ　職場復帰の可否の判断および職場復帰支援プランの作成

↓

第4ステップ　最終的な職場復帰の決定

↓

職場復帰

↓

第5ステップ　職場復帰後のフォローアップ
ア 疾患の再燃・再発、新しい問題の発生などの有無の確認
イ 勤務状況および業務遂行能力の評価
ウ 職場復帰支援プランの実施状況の確認
エ 治療状況の確認
オ 職場復帰支援プランの評価と見直し
カ 職場環境などの改善など
キ 管理監督者、同僚などの配慮

図1 職場復帰支援の流れ（文献1より作成）

表1 メンタルヘルス不調疾患の回復プロセス

①発症・治療開始期（急性期）：しっかり休養＋薬物療法

発症して後、治療が開始されても、すぐに治療の効果が表れることはありません。しかし、よく見られる睡眠障害は比較的早く改善していきます。一方、いてもたってもいられないというような焦燥感がある場合には、それからいつ開放されるかがポイントで、それがなくなってから抑うつ気分や無力感などの症状が少しずつ改善していきます。薬物療法は症状に合わせて薬剤の分量は増えていきますが、やはり確実に服用することが大切です

②回復期：焦りは禁物＋振り返り

回復期では、本人も周囲も症状が一進一退を繰り返すように感じます。周囲からは少し活動性が出てきたようにも見えますが、本人は一進一退の症状に不安や焦りを生じやすく、自殺の危険性が高まる時期でもあるので注意が必要です
また「早く職場に戻らないと周囲に迷惑をかける」という自責の念から、主治医に「就業可能」の診断書を書いてほしいと頼むことがあります。しかし、早すぎる職場復帰は、結局のところ症状の悪化を招いてしまい、うまく進まないことが多く、主治医の医学的な判断を尊重することが必要です

③寛解期：職場復帰はゴールではなくスタート

この時期はまだ薬物療法が必要ですが、症状はほとんどなくなり、この段階で「就業可能」という診断書が出されます。しかし、職場では本人の負担が多くなり過ぎないように、残業制限などの就業措置をつけることもあります。ここで無理をすると症状が再燃してしまいます

④維持・予防期：過信せず、予防的服薬＋セルフケア

寛解期から半年から1年くらい続くと、薬の分量もかなり減っています。本人の状態は安定し、就業制限も緩められ、薬は再発予防という目的での服用になります。最終的に薬が必要なくなる場合もありますが、早すぎる予防的な服用の中止が予測しない再発を招くことがあるので、注意が必要です

Part
4

1

再発・再休職の予防

休業から復帰可能と診断される時期は、回復プロセスの「寛解期」にあたります。主治医から「就業可能」の診断書が発行され、復帰の準備に進みます。このときはまだ服薬が必要な時期ですから、通院治療は継続している場合がほとんどです。

復職後当初は、長期間自宅で休養している生活から職場で勤務する生活へ環境が変化するときですから、それまでの日常生活リズム（通院治療含む）から、勤務に関係する時間（通勤・就労）を組み込んだ平日の生活リズムに慣れていけるよう、セルフケアを意識した支援を丁寧に行うことが大切です（表2）。

支援の方法としては、定期的な面接が有効です。あらかじめ（できれば復帰判断の時期あたりから）ご本人には職場復帰は復職のスタートであることを伝え、本格的に業務に復帰し安定した勤務が継続できるまで、定期的な健康支援の面接を通して症状の再燃・再発予防に一緒に取り組んでいきましょう、と心構えを共有することも重要です。

メンタルヘルス不調者に対しても、心身両面のケアの視点を忘れてはなりません。本人の状態を詳しく聴いていくうちに、実は身体のほうに基礎疾患があり、その治療も受けて

表2 再発防止のセルフケア

1　生活リズムを整える
　　（生活リズムを整えるためには睡眠のコントロールが重要）
2　体調のよいときは活動的に過ごすこと
3　バランスのとれた食事

＊自分のイエローサインを知ること
　不調の自覚症状をしっかり確認すること

身体症状
- [ ] 身体がだるい
- [ ] 胃腸の調子が悪くなる
- [ ] 食欲がいつもと違う
- [ ] 疲れが抜けない
- [ ] めまい、立ちくらみがする
- [ ] 痛みがある　頭痛、腰痛、肩こりなど

睡眠状態
- [ ] 寝付けない
- [ ] 途中で目覚める
- [ ] 早朝に目覚める
- [ ] 朝、起きられない

精神症状
- [ ] 集中力の低下
- [ ] 記憶力、理解力の著しい低下
- [ ] イライラ、憂うつな気分
- [ ] 焦り、不安な気分
- [ ] 仕事の優先順位がつけられない

抑うつサイン
- [ ] 憂うつ気分
- [ ] 意欲低下、無気力
- [ ] 集中力困難、すぐに気が散る
- [ ] 不安感
- [ ] 落ち着かない気分、焦燥感、そわそわ感
- [ ] 悲観的な感情、泣く、自責感、感情の不安定さ
- [ ] 怒り、ケンカ、口論、イライラ、物にあたる、破壊衝動
- [ ] 疲れやすい、倦怠感、横にならないとつらい、だるい
- [ ] 腹痛、下痢、吐き気、ガスがたまる
- [ ] 頭痛、腰痛、関節痛
- [ ] 朝目覚めが悪い、残眠感
- [ ] 夜間の不眠、寝付が悪い、中途覚醒、熟眠感なし、悪夢
- [ ] 昼間の眠気、1日12時間以上の睡眠（昼寝など）
- [ ] めまい、ふらつき感、浮遊感、立ちくらみ
- [ ] 手指の震え、ろれつが回らない
- [ ] もの忘れ

軽躁サイン
- [ ] 口数が多い、声が大きい、電話メールの回数が増える
- [ ] 買い物や浪費が増える、コレクションが増える
- [ ] 向こう見ずな行為、・自傷行為
- [ ] 気分の高揚、爽快感、やる気（意欲）が出る、頭が冴える
- [ ] いろいろな考えやアイデアが頭にあふれる、時間を忘れて集中する

表3	メンタル不調の背景に隠れた基礎疾患
呼吸器系	気管支ぜんそく、過換気症候群
循環器系	本態性高血圧、本態性低血圧症、狭心症、心筋梗塞、不整脈
消化器系	胃十二指腸潰瘍、潰瘍性大腸炎、過敏性腸症候群、摂食障害
代謝・内分泌系	糖尿病、甲状腺機能亢進症、肥満症

いる場合もあります。メンタルヘルス不調の症状の背景に、基礎疾患に伴う身体の不調が隠れている場合もありますので（表3）、産業看護職は定期健康診断結果のフォローアップに合わせて、必要なケアをアセスメント・プランニングすることも重要です。

2　勤務状況および業務遂行能力の評価

　職場復帰はゴールではなくスタートであることを忘れてはなりません。つまり「職場生活に復帰する」ことから「業務に復帰する」ことが本人の目標であり、受け入れる職場の期待となります。したがって、復帰後の勤務状況および業務遂行能力の評価は重要な視点であり、上司（管理監督者）からの意見も併せて客観的な評価を行う必要があります。復帰後の本人の勤務状況が、職場復帰を決定した時点で想定していた程度を超えるような場合（突発的な休業の発生など）は、速やかに産業医・産業看護職らが面接を行って本人の状態を確認し、主治医との連携をとりながら、適切に対応しなければなりません。

　成果主義の考え方が強い企業では、もともと自らの個人目標を高く設定しすぎる傾向があり、「もっと仕事ができるようにならなければならない」など、無理をしてつらくなってしまい、突発的な休業につながることも少なくありません。一方で受け入れ側は、他人の手助けをしても個人の成果が上がるわけではないので、助け合いがうまくなされない傾向がありがちなようです。職場で実際に受けているサポートや、仕事上の人間関係のあり方といったことにも目を向けることが重要です。

3　職場復帰支援プランの実施状況の確認

　職場復帰を支援するための具体的なプランを作成することが、復帰後の長期的・安定的な就労を継続していくことにつながります。このプランに基づいて着実に実施されているか確認を行います。職場復帰支援プランは、職場復帰決定後に本人、上司（管理監督者）、事業場内産業保健スタッフ、人事労務管理スタッフの間で十分な話し合いを行ったうえで作成されるものですが、実施していく中で予定通り実施されていない場合には、関係者で再調整（見直し）を図ることも必要となってきます。

　一般に、休業していたメンタルヘルス不調者が復職する場合、作業の軽減、業務の量や質、周囲に及ぼしている影響などにおいて、本人と同僚との間に認識のずれが生じることが多いと言われます。本人が自分の状況についてやや甘い認識を持ってしまうことがあり

がちですが、認識のずれが大きくなり過ぎると、本人に対する周囲の反発や職場のモラル低下が生じ、それが本人に何らかの形でフィードバックされ、さらに本人の不適応や、職場の精神疾患への偏見を強めるといった悪循環が生じることもあります。こうした場合には、産業医は本人と上司に面接を実施し、上司から本人へ周囲の見方を伝えてもらい、本人との認識のずれを縮めるようにすることも必要となってきます。

4 治療状況の確認

ほとんどのメンタルヘルス不調者は、復職してからもしばらくは通院治療が必要な状態です。定期的に通院しているか、服薬等の治療を自己中断していないか、また現在の病状や今後の見通しについて主治医からどのように説明を受けているか、本人に具体的に確認します。必要に応じて、本人の同意を得たうえで、主治医との情報交換を行うこともあります。主治医に就業上の配慮について見直しのための意見を求める場合は、あらかじめ書式を用意し、就業上の配慮が解除されるまで提出してもらうことが望まれます。

5 職場復帰支援プランの評価と見直し

現行の職場復帰支援プランについて、さまざまな視点から評価を行います。評価は関係者で計画的に行い、問題が生じた場合には関係者間で連携しながら見直し（変更）を行う必要があります。評価事項としては、「上司（管理監督者）による業務上の配慮」「治療上必要な配慮」「人事労務管理上の対応」「産業医等による医学的見地から見た意見」「フォローアップ」など、職場復帰プラン作成時に検討した項目も参考になります（表4）。

表4 職場復帰プラン作成の際に検討すべき項目（参考）

職場上司（管理監督者）による業務上の配慮	・業務に関する支援の内容や方法 ・業務内容や業務量の変更 ・就業制限
治療上必要な配慮	
人事労務管理上の対応	・配置転換や異動の必要性 ・勤務制度の運用の必要性（フレックスタイム制度、裁量労働制度など） ・段階的な就業上の配慮の可否及び必要性（出張制限、業務制限、転勤についての配慮）
産業医等による医学的見地からの意見	・安全配慮義務に関する助言（健康配慮） ・職場復帰支援に関する医学的見地からの意見
フォローアップ	・職場上司（管理監督者）によるフォローアップの方法 ・事業場内産業保健スタッフらによるフォローアップの方法 ・就業制限等の見直しを行うタイミング ・就業上の配慮、医学的観察が不要となる時期の見通し
その他	・職場復帰に際して本人自ら責任をもって行うべき事項 ・試し出勤制度などがある場合は、その利用について ・事業場外資源が提供する職場復帰支援プログラムなどの利用について（リワークプログラム）

（文献2より転載）

6 職場環境などの改善など

　職場復帰するメンタルヘルス不調者がよりストレスを感じることの少ない職場づくりを目指し、作業環境や作業方法などの物理的な面だけでなく、労働時間管理（長時間労働や突発的な時間外労働の発生など）、人事労務管理（人材の能力・適性・人間関係などを考えた人材配置など）から仕事の方法（サポート体制、裁量権の程度など）といった、職場のメンタルヘルスに影響を与えうる職場環境などの評価と改善とを検討することも望まれます。これらの環境を評価し改善することは、管理監督者や同僚の心の健康の保持増進にとっても重要です。このときに活用できるものとして、「職業性ストレス簡易調査票」[3]、「快適職場調査（ソフト面）」[4]「メンタルヘルスアクションチェックリスト」[5] などがあります。

7 管理監督者、同僚などの配慮

　メンタルヘルス不調者が職場復帰する際は、受け入れ側の上司（管理監督者）や同僚に過度の負担がかかることがないように配慮することが望まれます。復職後、不調者は通院治療をしながら働く場合が多いため、復帰前の状態に完全に回復しているとはいいがたく、上司・同僚とのコミュニケーションの取りにくさなどもあり、職場生活に馴れていくまでにはサポートが必要です。とくに上司（管理監督者）が多忙な職場では、ラインケアが行き届かない面も見られることから、支援の目線を職場の状況に拡げて、復職後の職場環境を整えていくために職場の上司（管理監督者）へのサポートも重要です。

　また、上司（管理監督者）や同僚に対し、心の健康問題や自殺の予防と対応に関する知識を含め、ラインケア・セルフケアを促進するための教育研修および情報提供を行うことが望まれます。さらに、円滑な職場復帰には家族によるサポートも重要となります。家族としては、本人の職場復帰に対する不安や期待、心理的負担感を抱いていることも多いため、情報提供や相談対応など、事業場として可能な支援を行うことも望まれます。

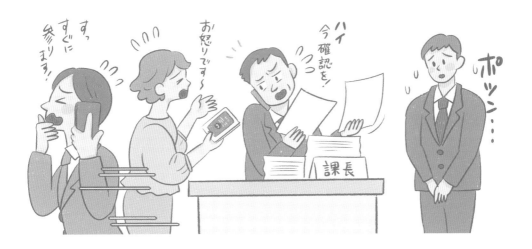

職場適応支援における産業看護職の関わり

　メンタルヘルス不調者の職場適応支援は、産業看護職の活動の特徴がより活かされる、期待される支援だといえるでしょう。産業看護職の活動の特徴は以下のように集約されます[7]。

・対象者が在籍している間、長期間にわたって関わることができること

・対象者にとって最も身近な専門職として存在していること

・労働を通じて対象者のQOLが向上するように支援すること

　産業看護職は、職場適応支援の中で「職場復帰支援」「業務復帰支援」「日常生活支援」を併行して行い、生活という側面から「困っていること」が解決されるように具体的に支援していくことができる専門職として、病気を回復させるというよりも、その人が困難だと思っていることを解決し、職場生活、日常生活がスムーズに送れるように支援していく姿勢が大切です。

Column　予防につながる教育研修

　労働政策研究・研修機構の調査報告から、予防につながる教育研修についてご紹介します[6]。

ラインケア研修

　管理職向け研修を、次の①〜③を重視した内容で実施したところ、研修後に管理職自身に「自分に関係があること」という意識が芽生え、「何かあったらすぐに連絡しようという雰囲気」になって、部下の異変に気付いた上司から相談窓口に連絡が寄せられるようになりました。職場において、部下のメンタルヘルス不調の早期発見と対処の意識が高まり、早期治療が復職率の向上と再休職の予防につながっているようです。

①上司に部下の健康管理面での役割があることを意識させること、

②上司を通じた部下の疾患の早期発見への期待

③部下に健康面の問題が生じた場合の対処方法・相談体制の周知

セルフケア研修

　全社員を対象に実施されるセルフケア研修は、集合研修では労力とコストの面で限界があるため、教育研修のDVDを貸し出す体制や、e-ラーニングによる教育にも取り組まれています。一方で、メンタルヘルスに特化せず、健康管理全体の視点から、ストレスに弱いとされている階層に対し、たとえば新入社員向け（健康診断と健康管理など）、若年者向け（職場生活とストレスなど）をテーマとしたセルフケア研修は、社員自身の健康意識を高め、メンタルヘルス不調発生の予防につながる効果があるといえます。

1 職場復帰支援

休業から復帰後、本人が職場生活に慣れていくプロセスの中で起こるさまざまな出来事を振り返り、職場の上司や同僚との人間関係、コミュニケーション等が円滑に進んでいくよう、支援していきます。

一般に、復帰が近づくと、職場を離れている時間が長くなるほど心理的に敷居も高くなり、不安・緊張も高まりやすく、職場復帰後は休養生活から働く時間が主となる平日の生活リズムへと移行することから、疲労感・体力の低下を実感する場合も多く、先々に不安を抱くこともあります。また、職場での生活の様子が安定すると、周りからの期待を敏感に感じ取って、「早く戦力とならなければいけない」という焦りから無理を抱え込み、症状が再燃する場合もありがちです。このようにならないためにも、本人が職場での出来事の中身とその話にまつわるさまざまな気持ちを語れる場（面接）を定期的に設定し、丁寧に聴いて共感することが重要です。上司、同僚、家族にも語ることができず、一人で抱えこんでしまっていた辛い気持ちを吐露されることもあります（孤立感）。

定期的な面接を継続する中で共感的なプロセスを踏んでいくうちに、本人の振り返りにつながり、職場での人間関係、コミュニケーションについての気づきを語られるようになると、職場からも本人の安定している様子が聞かれるようになります。

2 業務復帰支援

休業期間が長くなると、職場の環境も休業当時から変化していることも多く、職場の雰囲気にようやく慣れた頃、いよいよ段階的に業務に復帰できるよう、具体的な就業上の配慮が示されます（表5）。産業看護職は、本人が業務に戻るにあたり、就業上の配慮が適切に運用されているか、業務中のストレスについて本人の話を受容しながら、管理的な姿勢ではなく支持的に関わっていくことが重要です。業務で確認したいことが起こったとき

表5 職場復帰後の就業上の配慮の例

勤務時間の配慮	・短時間勤務 　（適切な生活リズムのため終業時間を早める） ・軽作業や定型作業への従事 ・時間外勤務・深夜業務の禁止 ・フレックスタイム制度の制限 　（復帰当初は積極的に利用しない場合もある） ・交替勤務
作業内容の配慮	・軽作業や定型作業への従事 ・出張の制限 　（顧客交渉、トラブル処理、宿泊出張など） ・特定の業務の制限 　（危険業務、運転業務、高所作業、窓口業務、苦情処理業務等の禁止や免除）
異動の配慮	・転勤についての配慮

（文献2より引用、改変）

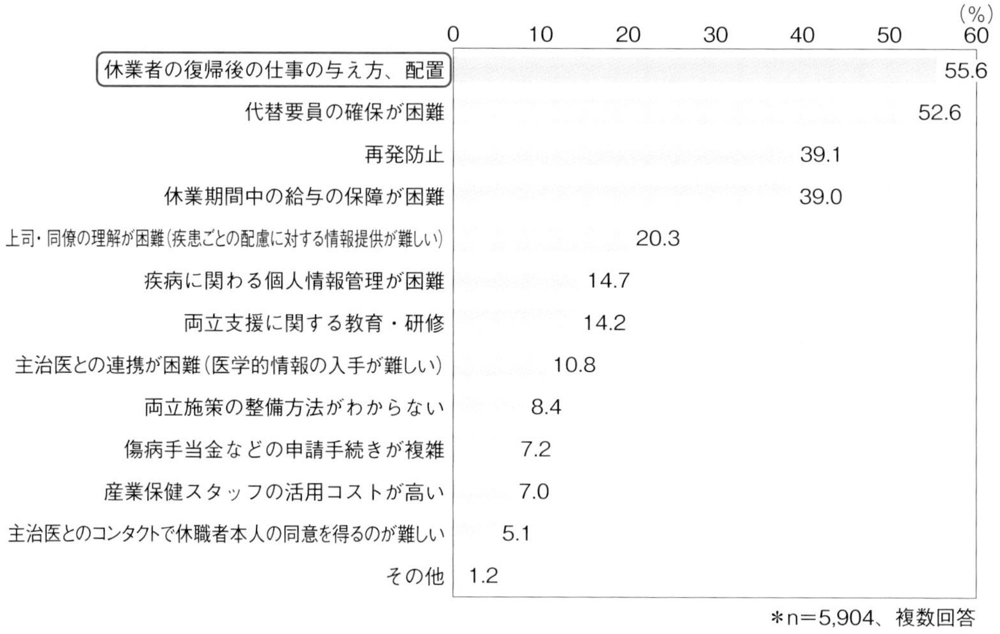

項目	%
休業者の復帰後の仕事の与え方、配置	55.6
代替要員の確保が困難	52.6
再発防止	39.1
休業期間中の給与の保障が困難	39.0
上司・同僚の理解が困難（疾患ごとの配慮に対する情報提供が難しい）	20.3
疾病に関わる個人情報管理が困難	14.7
両立支援に関する教育・研修	14.2
主治医との連携が困難（医学的情報の入手が難しい）	10.8
両立施策の整備方法がわからない	8.4
傷病手当金などの申請手続きが複雑	7.2
産業保健スタッフの活用コストが高い	7.0
主治医とのコンタクトで休職者本人の同意を得るのが難しい	5.1
その他	1.2

*n=5,904、複数回答

図2 治療と仕事の両立をさせるための課題（文献 8 より転載）

の相談相手は決まっているのか、どのようなサポートを受けているのか、業務内容のほか、業務に関連した人間関係があるかについても丁寧に聴いていくことで、職場での本人の様子を間接的に観察していることになり、適応状態のアセスメントにつながっていきます。

　一方、業務復帰支援では、職場上司への連携支援も必要です。労働政策研究・研修機構の「メンタルヘルス、私傷病などの治療と職業生活の両立支援に関する調査」の結果では、復帰後の休業者を職場が受け入れる際、休職者の復帰後の仕事の与え方や配慮に悩む企業も多いと報告されています（図2）[8]。

3　日常生活支援

　職場復帰後の就労が継続するためには、安定した日常生活を送っていることが基本となります。休養期間は、個人の日常生活を過ごすことで一日が終わりますが、職場に復帰後はそれまでの生活の中に勤務時間を加えた平日の生活リズムに慣れることが必要です。復帰当初の勤務時間が短時間であれば、勤務時間が延長するタイミングで次の生活リズムを意識して整えていくことがコツです。

　復帰直後からの生活リズムづくりは、本人が復帰直前まで使用していた生活記録表に再び記入してもらい、一緒に生活習慣を確認するなど、丁寧な支援を行うことがポイントです。復職後も生活記録表を継続している報告[9]では、その理由として、①復職後の生活に

慣れるまで気を緩めないようにする、②再発が怖いためしばらくは自己観察ツールとして役立てたい、③いい状態の記録データとして今後の参考のために自分で持っておきたい、といった点が挙げられ、再発予防の観点からも継続されていることがわかります。

　中でも睡眠リズムは重要です。勤務生活の場合、健康を維持するためには最低6～7時間の睡眠が確保される必要があります。平日と休日の起床、就寝の時刻は毎日ほぼ一定になるように設定すること、休日寝坊したくとも、平日との差は2時間以内にすることが、うつ状態の予防につながるという報告もあります[10]。

　そして、食生活との関係では、朝食をおいしく食べるためには睡眠が十分にとれていることが大切です。朝の光を浴びて朝食を食べると体内時計が活動モードとなって、効率よく仕事が進み、時間外労働が減り、帰宅時間も早くなってゆっくりと夕食がとれる、その日の疲れ（ストレス）を癒す時間もしっかりとれるようになるなど、良い循環で日常の生活習慣が回っていくようになります。

4　職場適応後の支援

　休職を経たメンタルヘルス不調者の、その後の継続就労はどのようになっているでしょうか。独立行政法人労働政策研究・研修機構が全国の民間企業2万社を対象に行った「メンタルヘルスや私傷病などの治療と職業生活支援の関する調査」（2012年実施、有効回収数5,904件）の結果によると[8]、メンタルヘルス不調では、正社員の継続就労は73%、退職は27%、非正規社員ではそれぞれ54%、46%と、ほかの疾患に比べて継続就労の割合は最も低く、退職は最も高くなっています。非正規社員の継続就労が低い背景としては、非正規社員の病気休職制度を有する企業が少なく、長期療養が必要となるメンタルヘルス不調の場合、依願退職して治療に専念することが通例となっている実態がうかがえます。

　メンタルヘルス不調者の継続就労のパターンは、「休養を経て通院治療をしながら働き続けている」53%と半数以上が復職後も治療が必要な状態であること、「休養を経て復職後しばらく勤務した後に退職している」10.5%と、ほかの疾患と比べ復帰してからの退職が最も高く、長期間の復職支援が必要であることがわかります（表6）。メンタルヘルス不調者は復帰後、職場でどのように振る舞っているのでしょうか？

　復帰直後は職場環境に慣れることが最優先で、上司や同僚も「復帰したばかりだから」という気遣いや配慮があります。その後、時間の経過とともに勤務時間の制限もなくなり、業務も順調にこなせるようになると、周りからも「もう大丈夫」という目で見られるようになります。このあたりから、それまで当たり前のように受けられていた気遣いや配慮も少なくなっていきます。しかし本人は「これ以上迷惑をかけられない」「早く周りのように仕事ができるようになりたい」といった気持ちから、精一杯元気な様子を見せていることがあるということを忘れてはいけないと思います。職場の一員としてしっかり働こうという気持ちのあまり、自ら「何となくおかしいな」という変調のサインに気づいたとして

表6 メンタルヘルスや私傷病に罹患した社員が出た場合の継続就業の状況のパターン（単位＝％）

		n	休職を経て通院治療をしながら働き続けている	休職を経て通院治療をせずに働き続けている	休職期間中（もしくは復職直後）に退職している	休職を経て復職後、しばらく勤務した後に退職した	休職をせずに退職している	休職をせずに通院治療等をしながら働き続けている	長期の休職または休職、復職を繰り返している	継続就業・計	退職・計
正社員	a) メンタルヘルス	2,908	53.0	5.2	13.0	10.5	3.5	9.7	5.1	73.0	27.0
	b) がん	2,168	60.1	1.7	10.6	6.4	3.7	12.6	4.9	79.3	20.7
	c) B型肝炎もしくはC型肝炎	674	54.3	1.6	3.1	2.4	4.3	32.2	2.1	90.2	9.8
	d) 脳血管疾患	1,085	59.7	1.9	12.0	4.6	5.8	12.9	3.0	77.6	22.4
	e) 心疾患	1,164	59.0	1.2	3.4	3.5	3.2	27.9	1.8	89.9	10.1
	f) 糖尿病・高血圧等の生活習慣病	2219	33.0	0.7	1.2	1.3	1.2	61.6	1.0	96.3	3.7
	g) 難病	747	49.8	0.7	10.6	5.5	6.3	22.1	5.1	77.6	22.4
	h) その他の身体疾患	1,910	56.2	6.8	2.9	2.9	1.6	28.2	1.4	92.6	7.4
非正社員	a) メンタルヘルス	961	35.4	1.7	14.8	8.5	22.7	14.4	2.6	54.0	46.0
	b) がん	871	43.2	1.3	11.5	7.3	20.2	13.3	3.2	61.0	39.0
	c) B型肝炎もしくはC型肝炎	348	38.8	1.1	5.7	3.4	23.6	25.0	2.3	67.2	32.8
	d) 脳血管疾患	494	38.3	1.4	11.5	3.4	27.7	14.8	2.8	57.3	42.7
	e) 心疾患	535	40.9	0.7	6.4	3.2	20.4	26.2	2.2	70.1	29.9
	f) 糖尿病・高血圧等の生活習慣病	1,072	26.2	0.4	2.1	1.5	7.0	61.6	1.2	89.4	10.6
	g) 難病	356	34.6	0.3	8.4	3.9	28.4	21.6	2.8	59.3	40.7
	h) その他の身体疾患	988	42.3	5.2	3.4	3.0	12.3	32.1	1.6	81.2	18.8

※正社員は「当該疾病者を把握していないのでわからない」および無回答を除き集計。非正社員は「非正社員がいない」「当該疾病を把握していないのでわからない」および無回答を除き集計。「継続就業・計」は「休職を経て通院治療をしながら働き続けている」「休職を経て通院治療をせずに働き続けている」「休職をせずに通院治療等をしながら働き続けている」「長期の休職または休職、復職を繰り返している」の合計。「退職・計」は「休職期間中（もしくは復職直後）に退職している」「休職を経て復職後、しばらく勤務した後に退職している」「休職をせずに退職している」の合計。

（文献8より転載）

も、気持ちが仕事に向いていますので、そのまま放置されることも多いのではないでしょうか。投薬の自己中断をしていたりすることも少なくありません。

　忙しい職場では、周りを気遣う余裕をなかなか持てないのが実情ではないかと思います。その実情をサポートする役割を産業看護職は担い、職場復帰後も定期的に本人と面接を継続していくことが必要です。投薬が終わり、問題なく勤務生活を送れるようになるまで、頻度としては復職直後は1週間ごと、以降は月に一度を基本に、勤務時間が延長する、業務内容が変わる、上司や仕事の相談相手が異動するなど職場環境の変化があるときは、本人の意向も踏まえて柔軟に設定していくと、予防的に対応していけると考えます。

Column　つぶやき：会社で働くということ

　働く場が会社ということは、一緒に働く人はさまざまな年齢、多種多様な価値観の人たちの集まりです。個人の事情より会社の事情が優先されることもあります。仕事では、チームの中で主体的に行動することが必要で、結果・成果を求められますし、責任も生じます。会社は働くことを通して、仕事を経験しながら自分の成長につながっていくための場ともいえるでしょう。職場のメンタルヘルス不調は、自分が仕事を通して成長するためにきっかけを教えてくれるサインとして受けとめることもできそうです。

（大島 桐花）

引用参考文献

1）厚生労働省．心の健康問題により休業した労働者の職場復帰支援の手引き：メンタルヘルス対策における職場復帰支援．2010.
　　https://www.mhlw.go.jp/new-info/kobetu/roudou/gyousei/anzen/dl/101004-1.pdf
2）中央労働災害防止協会編．事業場内メンタルヘルス推進担当者 必携．第4版．東京，中央労働災害防止協会，2019.
3）厚生労働省．厚生労働省版ストレスチェック実施プログラム．
　　https://stresscheck.mhlw.go.jp/material.html
4）中央労働災害防止協会．快適職場調査（ソフト面）の活用．
　　https://www.jisha.or.jp/health/kaiteki/soft/index.html
5）厚生労働省．こころの耳：働く人のメンタルヘルス・ポータルサイト．職場改善のためのヒント集（メンタルヘルスアクションチェックリスト）．
　　https://kokoro.mhlw.go.jp/manual/hint_shokuba_kaizen/
6）独立行政法人労働政策研究・研修機構．資料シリーズ No.164：メンタルヘルス、私傷病などの治療と職業生活の両立に関するヒアリング調査．2015年12月25日.
　　https://www.jil.go.jp/institute/siryo/2015/164.html
7）畑中純子．40Caseで納得→実践 保健面接ABC：今日から使える！エキスパートの面接技術．河野啓子監修．大阪，メディカ出版，2012（産業看護別冊）．
8）独立行政法人労働政策研究・研修機構．プレスリリース「メンタルヘルス、私傷病などの治療と職業生活の両立支援に関する調査」調査結果．2013年6月24日.
　　https://www.jil.go.jp/press/documents/20130624.pdf
9）佐々木紀江ほか．休職復職時における生活記録表記入の効果についての考察．職業リハビリテーション研究発表会発表論文集（職業リハビリテーション研究発表会プログラム発表論文集）．20，2012，223-5.
10）中田光紀ほか．睡眠が労働に果たす役割．公衆衛生．83（5），2019，390-6.

Part
4

1

再発・再休職の予防

2 多職種連携

 職場適応支援に携わるスタッフとそれぞれの役割

　メンタルヘルス不調者の職場復帰支援では、管理監督者および事業場内産業保健スタッフ、主治医、事業場外資源など、本人を取り巻く関係者間の連携が重要です。とくに、事業場内産業保健スタッフは、産業保健チームとしてお互いの専門性を活かし、尊重し合う良好な関係性のもとで効果的な活動が展開できます。産業看護職は医療・保健に関する専門的な知識と労働安全衛生上の知識を持ち、産業保健活動を実践している専門職です（表1）。職場の健康課題から事業場全体の健康課題にも取り組む集団的なアプローチと、所見の有無にかかわらず個人の健康度に合わせた対応など個別のアプローチの両方で事業場の健康管理を支援しています。産業保健チームとして産業看護職に期待される役割は、メンタルヘルス不調者に対する健康管理ですが、一方で、気軽に相談できる身近な専門職としての「窓口機能」と、管理監督者や事業場内産業保健スタッフなどの関係者を必要に応じて「つなげる機能」などの重要な役割を担っています。

表1 労働安全衛生法に規定された保健師・看護師に関する業務

事業者に義務づけられている事項のうち、労働安全衛生法において保健師・看護師が行うことができると規定されている業務内容	
保健師	＜安衛法第13条の2＞ 事業者は、労働者の健康管理等を行うのに必要な医学に関する知識を有する医師もしくは保健師に労働者の健康管理等を行わせるように努めなければならない ＜安衛法第13条の3＞ 事業者は、産業医や保健師等が労働者からの健康相談に応じ、適切に対応するために必要な体制の整備その他の必要な措置を講ずるように努めなければならない ＜安衛法第66条の7＞ 事業者は、健康診断の結果、特に健康の保持につ努める必要があると認める労働者に対し、医師又は保健師による保健指導を行うように努めなければならない ＜安衛法第66条の10＞【ストレスチェックの実施】 事業者は、医師、保健師その他の厚生労働令で定める者による心理的な負担の程度を把握するための検査を行わなければならない
看護師	＜安衛法第66条の10＞【ストレスチェックの実施】（※） 事業者は、医師、保健師その他の厚生労働令で定める者による心理的な負担の程度を把握するための検査を行わなければならない。 （※）ただし、検査を行うために必要な知識についての研修を終了する必要がある

（文献1より作成）

1　管理監督者

　管理監督者は事業場内産業保健スタッフなどと協力しながら職場環境などの問題を把握し、それらの改善を図ることで、職場復帰支援における就業上の配慮を行います。また、メンタルヘルス不調者の職場復帰後の状態について、事業場内産業保健スタッフなどと協力しながら注意深く観察し、気になった点があれば産業保健スタッフに相談しながら早急に対応することが望まれます。人事労務管理上の問題については人事労務管理スタッフと連携して適切な対応を図っていきます。

　職場内にメンタルヘルス不調と関連が深いストレス要因がある場合には、速やかに職場改善を図ります。これには、復職後の本人の職場適応を円滑にすることと、周囲の同僚から同じようなメンタルヘルス不調を発生させないこととの2つの意味があります。

2　事業場内産業保健スタッフなど

人事労務管理スタッフ

　人事労務管理上の問題点を把握し、職場復帰支援に必要な労働条件の改善や、配置転換、異動などについて配慮を行います。職場復帰支援においては、産業医やほかの事業場内産業医保健スタッフらと連携しながらその手続きが円滑に進むよう調整を行います。

産業保健スタッフ

　産業医は職場復帰支援におけるすべての過程において、管理監督者および人事労務担当者の果たす機能を専門的な立場から支援し、必要な助言および指導を行います。とくに、メンタルヘルス不調者の主治医との連携を密にし、情報交換や医療的な判断においては、専門的な立場から中心的な役割を担います。またメンタルヘルス不調者および主治医から知り得た情報についてはプライバシーに配慮しながら、関係者間で取り扱うべき情報について調整を行い、就業上の配慮が必要な場合には、事業者に必要な意見を述べる立場にあります。

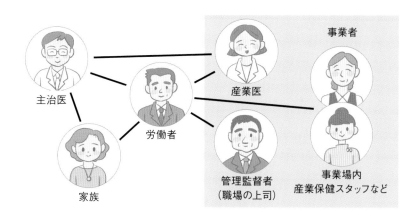

図1 職場復帰支援に関わるスタッフ（文献2より作成）

表2 産業看護職の役割

- 職場のリアルな声を拾う
- 職場の問題を見出し整理する
- 職場のキーパーソンを見つける
- 安全衛生委員会など労使への説明・提案
- 産業医など産業保健スタッフ間の課題認識
  整理、対応法検討
- 関係各所との連絡・調整
  施策化

（文献3を参考に作成）

衛生管理者は前提としてメンタルヘルス対策全体に関係することが望ましく、産業医の助言、指導などを踏まえて、職場復帰支援が円滑に行われるようメンタルヘルスア不調者へのケアおよび管理監督者のサポートを行います。また、必要に応じて人事労務管理スタッフや事業場外資源との連絡調整にあたります。

産業看護職は産業医や衛生管理者らと協力しながら労働者に対するケアおよび管理監督者の相談対応にあたることが望まれます（**表2**）[3]。

心の健康づくり専門スタッフ（精神科医、心療内科医、心理職など）が事業場内に入る場合は、ほかの事業場内産業保健スタッフらをより専門的な立場から支援します。

3　事業場外資源の活用

職場復帰支援に関する公的な事業場外資源として、地域障害者職業センターが提供する「職場復帰支援（リワーク支援）事業」があります。職場復帰後の事業場への公的支援としては、リワーク支援終了後のフォローアップや、「職場適応援助者（ジョブコーチ）による支援事業」（障害者が職場に適応できるよう、障害者職業カウンセラーが策定した支援計画に基づきジョブコーチが職場に出向いて直接支援を行う事業）などがあります。このほか、民間の医療機関やEAP（Employee Assistance Program）などが有料で復職支援プログラム、リワークプログラム、デイケアなどの名称で復職への支援を行うケースもあります。これらの機関が提供するサービスの内容や目標は多様であり、それらが事業場で必要としている要件を十分に満たしているかどうかについては、あらかじめ検討を行うことが望ましいとされています。

リワークプログラムでは、主として休業を繰り返すメンタル不調者に対し、症状の再燃、再発をもたらす個人因子を分析して、自らに問題を自覚させるとともに、認知行動的アプローチなどを用いて、その改善に向けた働きかけを行っています（**表3**）。これは、一通りの治療を行って病状が改善したため職場復帰したが、再休職になってしまう場合の要因として、職場側の問題だけではなく、不調者本人の側にも少なからず問題があるという分析を背景としています。

表3 リワークプログラムの目的

①自らの症状を把握して病状の安定化を図り、悪化の兆候があれば早期の対処を行うための症状や体調の自己管理ができるようにすること

②セルフケアができるようになるために、自分の病気を知り、症状などを理解すること

③病気の理解が進み自己の症状がモニターできることに加え、なぜ自分が病気になったのか、洞察ができるようになること

④（気分障害の場合）気分障害に特徴的な認知の偏りや考え方、物事の受け取り方のパターン化された施行を修正する心理的手法を学び、身につけること

⑤集団での作業を通じて、コミュニケーション能力を回復させる（高める）こと

⑥キャリアの再構成を行うこと

　リワークプログラムへの参加は周囲から強要するのではなく、本人の意志に委ねるべきです。本人に利用を勧めるにあたっても、プログラムが事業場に合ったものかどうかを検討することが望まれます。また、職場復帰時に活用できるサービスを利用している場合には、事業場内スタッフあるいは事業場内メンタル推進者がプログラムの内容を確認し、関係機関の担当者と連携を図ることを勧めます。

 ## 多職種連携の実際

　職場適応支援は多職種が連携し、チームの力として進めていくことでうまく進みます。連携が効果的であるためには、異なる立場の職種が「メンタルヘルス不調者の復職を成功させる」という同じ目的にベクトルを合わせて、対等に協力してともに働くことです。一方で、連携を阻害する要因として、「異なる職種に属するメンバー同士はお互いの理解不測のため対立しやすい」「同質的なメンバー間のほうが仕事の効率が高いという意識を持っている」といったことが挙げられます[4]。お互いの能力をチームとして最大限に引き出すための必要な促進要因には、以下のようなものがあります。

・これまでのやり方では限界があるという危機意識（課題）を持つこと

・多職種がお互いに接する「場」（打ち合わせ、意識あわせ、合意形成など）を設定すること。お互いに離れていては連携も始まりません

・連携を進めるため、情報力・理解力・対応力のギャップを埋めるための学習会などの機会を持つこと

　では、この多職種連携チームのリーダーとして誰が、どの職種が適任でしょうか？　常勤の産業医が選任されている事業場では、産業医がリーダーシップを取ることが多いでしょう。一方で、産業医が非常勤である事業場では、産業看護職が活躍できるのではないかと思います。図2に「産業看護職に期待される連携促進力」を示します[3]。産業看護職は日常的に職場の中で多職種連携のための連絡調整機能が発揮できるよう、意識的に活動できているのです。

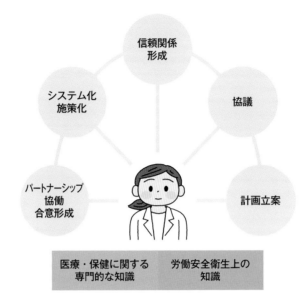

図2 産業看護職に期待される連携促進力（文献4を参考に作成）

事例紹介：適応障害と診断されたYさん

　Yさんは20代前半の男性社員で、家族は妻と生後3カ月の長女です。これまで病気休暇や病気休職をとったことはありませんでしたが、新しい仕事を任されたことをきっかけに、体調不良となりました。仕事を抱え込み、周りにも相談しづらく、ストレスが増えたことで抑うつ気分や不安感、不眠、自責感などを自覚するようになりました。徐々に悪化したため医療機関を受診したところ、初診時に適応障害と診断され、自宅療養の指示が出されました。

　休養期間中、3カ月が過ぎたあたりから生活リズムが整いはじめ、抑うつ気分に対する対処法も理解して実践するようになりました。4カ月目に入り、本人を介して復職後についての相談を行うことについて主治医の了解を得たので、まず人事総務担当者がヒアリングを行いました。その後は復職の実行に向けて、本人・人事総務担当者・産業医・保健師の4者面談で意識合わせを行い、職場の調整が整った休養5カ月に至った時点で職場復帰しました。

　この事例では、主治医から適応障害の診断が出ているため、職場環境調整が必須となります。このとき、職場上司ではなく、人事総務担当者が調整を主管します。産業医は主治医による「復職可能」の診断のとおり復調できるかどうかを見極めるべく本人と面接を行

い、その結果、とくに本人が新しい業務と上司との関係づくりに不安を持っていたことがわかりました。そのため、本人と上司の間で業務上の課題に取り組む方法を指導するなど、就労上の支援を行いました。

　保健師は職場復帰に向けて、本人と主治医、産業医、人事総務担当、上司とそれぞれの関係性の中で職場復帰がスムーズに進められるように意識あわせの場を調整、設定します。その過程で発生する本人の困りごとを丁寧に拾い上げ、本来の相談者につなげられるよう、「相談方法」「相談内容」「相談のタイミング」などについて一緒に考え、本人の背中を押していく支援を行いました。また、医療機関との連携では、主治医に加えて、臨床心理士のサポートを受けていましたので、本人を介して、間接的ではありますが、会社の復職制度や、産業保健スタッフによる支援の内容などについても情報提供を行いました。

（大島 桐花）

引用参考文献

1)　厚生労働省. 産業保健活動をチームで進めるための実践事例集：産業保健チームを効果的に活用しましょう. 2019.
https://www.mhlw.go.jp/content/000492931.pdf
2)　厚生労働省. 心の健康問題により休業した労働者の職場復帰支援の手引き：メンタルヘルス対策における職場復帰支援. 2010.
https://www.mhlw.go.jp/new-info/kobetu/roudou/gyousei/anzen/dl/101004-1.pdf
3)　大神あゆみ. これからの産業保健における保健師. 労働の科学. 71 (11), 2016, 40-4.
4)　中村洋. 多職種間連携における2つの阻害要因と4つの促進要因. 医療と社会. 24 (3), 2014, 211-2.
5)　岩崎明夫. 労働衛生対策の基本26：多職種連携とその実践. 産業保健21. 103, 2021, 14-7.
6)　産業看護学. 第2版. 河野啓子監修. 東京, 日本看護協会出版会, 2019.

Part
4

2

多職種連携

3 不調者の周囲のケア

はじめに

　メンタル不調者の職場適応を支援していくうえでは、メンタル不調による休業から職場復帰した労働者のみならず、労働者（不調者）の周囲（管理監督者や同僚、家族も含む）へのケアも大切です[1~5]。産業看護職は、産業医ら保健チームの専門家と協力しながら、生活の場で苦労や困難を共有する家族や職場の人々をも援助対象者として受け入れ、疾病への理解を促し、再適応のための支援ネットワークを構築していく、重要な役割を担っています[6]。

職場復帰支援における産業看護職の役割

　厚生労働省「心の健康問題により休業した労働者の職場復帰支援の手引き」では、職場復帰支援の流れとして「第5ステップ：職場復帰後のフォローアップ」（表1）の実施事項に「キ　管理監督者、同僚等への配慮等」を挙げています。加えて、職場復帰する労働者が、よりストレスを感じることの少ない職場づくりをめざして「カ　職場環境等の改善等」を行うことも記載されています。職場環境などの評価と改善においては、職場復帰する労働者だけでなく、管理監督者や同僚などの心の健康保持増進にとっても重要であるとしています[3, 4]。

　また、保健師らの役割について「労働者に対するケア及び管理監督者に対する支援」[4]としており、産業看護職が職場の管理監督者と連携をとって、職場復帰した労働者が再発・再休職することがないように支援するとともに、管理監督者自身、および同僚などの

表1 職場復帰支援の流れ【第5ステップ】：職場復帰支援後の
フォローアップ

ア	疾患の再燃・再発、新しい問題の発生等の有無の確認
イ	勤務状況及び業務遂行能力の評価
ウ	職場復帰支援プランの実施状況の確認
エ	治療状況の確認
オ	職場復帰支援プランの評価と見直し
カ	職場環境等の改善等
キ	管理監督者、同僚等への配慮等

（文献5より転載）

心の健康に配慮したり、よりよい職場環境へ改善できるように支援することが求められています。以下に、「キ　管理監督者、同僚等への配慮等」「カ　職場環境等の改善等」における産業看護職の対応方法について説明していきます。

1　管理監督者、同僚等への配慮

　メンタル不調者は、職場復帰した後も、従来と同レベルの仕事ができるようになるまでには、ある程度の時間と適切な支援が必要です。加えて、メンタル不調はいったん回復したように見えても、短期間のうちに再燃、再発する例が少なくありません。そのため受け入れ側の管理監督者には、どのような接し方（声のかけ方、仕事の与え方）をすればいいかわからない、本人の症状が再燃した場合に、自分に責任が負わされるのではないかといった心配や不安がよく見られます。また、職場復帰者に対して残業制限などの就業上の配慮を行うことで、管理監督者や同僚の負担を一時的にではあっても増大させてしまいがちです。このとき、職場復帰した労働者の業務遂行能力の回復が想定よりも遅れ、期待通りの仕事がこなせない状態が長引くと、それが健康上の問題であると理屈の上ではわかっていても、その分の業務負荷が自分にかかってくるため、感情面ではやり切れぬ思いが積もりがちになります[1]。

　管理監督者や同僚の不公平感や不満感が高まることは、職場復帰者の心理的負担につながるだけでなく、職場の人間関係や職場の雰囲気を悪化させ、生産性低下や職場環境全体へ悪影響を及ぼします（**図1**）。産業看護職として、管理監督者や同僚に対し、どのような配慮すればよいかについて**表2**にまとめました。これらの配慮を行うことで、管理監督者や同僚は職場復帰者を温かい気持ちで迎え入れることができるようになるとともに、職場復帰者にとっては、管理監督者や同僚の理解と思いやりが大きな支えとなって、円滑な職場適応が可能となります。

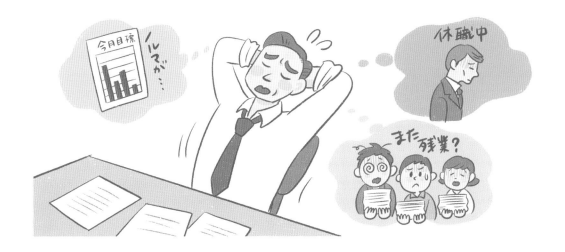

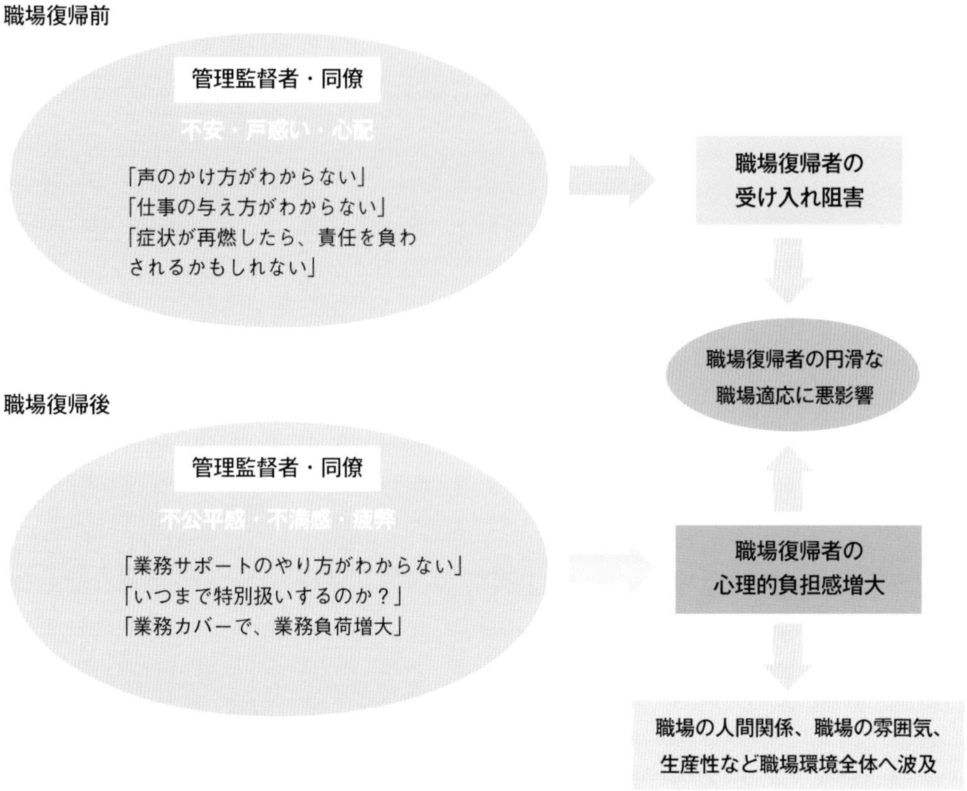

職場復帰前

```
管理監督者・同僚
不安・戸惑い・心配

「声のかけ方がわからない」
「仕事の与え方がわからない」
「症状が再燃したら、責任を負わ
　されるかもしれない」
```

職場復帰者の
受け入れ阻害

職場復帰者の円滑な
職場適応に悪影響

職場復帰後

```
管理監督者・同僚
不公平感・不満感・疲弊

「業務サポートのやり方がわからない」
「いつまで特別扱いするのか？」
「業務カバーで、業務負荷増大」
```

職場復帰者の
心理的負担感増大

職場の人間関係、職場の雰囲気、
生産性など職場環境全体へ波及

図1 職場復帰前後の管理監督者・同僚の感情と職場復帰者、職場環境への影響 〈文献1，7を参考に作成〉

表2 管理監督者や同僚への配慮のポイント

①管理監督者に対して、職場復帰者を抱える立場での苦労について、理解と共感を十分に表明する
②職場復帰者と職場（周囲）にとって、受け入れ可能な配慮を検討し、就業面の配慮に関して、できるだけ具体的に助言する
　（日常の観察ポイント、業務上の配慮事項、業務付与の仕方等を明確にする）
③回復には、時間がかかることを説明するとともに、就業制限や就業上の配慮について、必要なサポート期間を提示する
④産業医や産業看護職などの産業保健スタッフによる職場復帰者の定期的なフォローを実施し、職場適応状況を確認する
⑤職場復帰者のみならず、管理監督者や同僚等が困った点、判断に苦しむ事項などが生じた場合の相談窓口を設けるとともに、管理監督者から話を聴く機会を設ける
⑥直属上司だけでなく、組織内の管理者が共通の理解、対応ができるようにする

（文献1，9，10を参考に作成）

　一方で、休職を繰り返す事例などに多く見られる、個人の性格の問題が大きいパーソナリティ障害のケースでは、独特の感じ方、認知の偏り、対人関係の難しさがあり、特別扱いや例外的対応を求めて、周囲との軋轢を生じやすくなります。このような場合は、管理

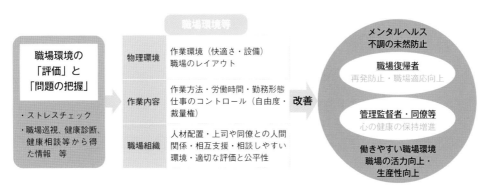

図2 **職場環境等の把握と改善**（文献 1，4，5 を参考に作成）

監督者、産業医を含めた保健スタッフ、人事労務担当者で連携して、例外や特別扱いを認めない、一貫した対応をとることが重要です。他罰的で自己愛が強いとされる現代型うつ病の範疇に入る事例に対しては、産業保健スタッフや管理監督者が現実検討能力を高め、適応力を強化するために、時間をかけた対応が必要となる場合があります。管理監督者や同僚が疲労困憊状態に陥らないよう、組織内の支援体制（ネットワーク）を構築していくことが、産業看護職の重要な役割です[8]。

2　職場環境等の改善

　職場環境の評価と改善は、職場復帰する労働者のみならず、管理監督者や同僚などの心の健康の保持増進にとっても重要なことです。一緒に働くメンバーにとって、よりストレスを感じることが少ない職場づくりを目指し、作業環境、作業方法などの物理的な環境のみならず、労働時間管理（長時間労働や突発的な時間外労働の発生など）、人事労務管理（人材の能力・適正・人間関係などを考えた人材配置など）、仕事の方法（サポート体制、裁量権の程度など）といった、労働者のメンタルヘルスに影響を与え得る職場環境について評価し、問題点を把握し、改善していくことが必要です[5,6]（**図2**）。

　産業看護職は、職場巡視による観察、労働者および管理監督者からの聞き取り調査、ストレスチェックなどを用いて職場内のストレス要因を把握し、職場組織などを含めた評価を行います。そして、職場環境の評価により把握した問題点について、改善が行えるように、管理監督者を支援していくことが必要です[5]。職場復帰者が安心して復帰し、職場適応できる職場環境は、管理監督者や同僚にとっても働きやすい職場環境であり、メンタルヘルス不調の未然防止につながります。

3　家族への配慮

　メンタル不調者の円滑な職場復帰と職場適応には、家族によるサポートも重要です。しかしながら、メンタルヘルス不調者が身内に発生すると、家族にとってはたいへんな負担となります。本人の心の健康問題が、家族に強い心理的負担を与えていることもあります。

表3 家族への配慮のポイント

①休業中の情報提供	・休業中の給与、傷病手当金などの経済的な保障 ・欠勤休業休職制度、休業の最長（保障）期間など ・事業場の相談体制、社内相談窓口と連絡方法 ・これまでの会社での本人の様子（仕事の状況など） ・上司などの会社関係者との今後の連携の取り方
②相談窓口の設置	・従業員だけでなく、家族からの相談も受け付ける 　社内・社外相談窓口の設置
③家族との面談	・家族の不安軽減のための情報提供（①の内容）実施 ・休業者の病状や療養状況の確認 ・職場復帰に向けた回復状況の確認

(文献 3, 9, 10 を参考に作成)

家族のほうでも、職場復帰に強い不安と期待を持っていることも多いため、あらかじめ、休業補償や休職制度などの会社が支援できる内容を説明し、事業場の相談体制や相談窓口の利用など情報提供をしておくとよいでしょう（表3）。

　家族から本人の心の健康について相談があった際には、産業看護職などの事業場内産業保健スタッフなどが窓口となって対応したり、場合によっては、主治医に相談することを勧めることも必要です。会社と家族が連携を取りながら対応を進めていくことで、家族も安心してサポートすることができます[4, 9, 10]。

（松浦 清恵）

引用参考文献

1) 中央労働災害防止協会. 事業場内メンタルヘルス推進担当者 必携. 第 3 版. 東京, 中央労働災害防止協会, 2015.
2) 中央労働災害防止協会. 平成 20 年度 心の健康問題により休業した労働者の職場復帰支援のための方法等に関する検討委員会報告書. 2009 年 3 月.
　https://kokoro.mhlw.go.jp/brochure/supporter/files/H21_hukusyoku_kentokai.pdf
3) 厚生労働省. こころの耳：働く人のメンタルヘルス・ポータルサイト. 15 分でわかる職場復帰支援.
　https://kokoro.mhlw.go.jp/return-to-work/
4) 厚生労働省. 改訂 心の健康問題により休業した労働者の職場復帰支援の手引き：メンタルヘルス対策における職場復帰支援. 2010.
　https://www.mhlw.go.jp/new-info/kobetu/roudou/gyousei/anzen/dl/101004-1.pdf
5) 厚生労働省. 職場における心の健康づくり：労働者の心の健康の保持増進のための指針. 2020.
　https://www.mhlw.go.jp/stf/seisakunitsuite/bunya/0000055195_00002.html.
6) 遠藤俊子. "産業精神保健に関わる人々：産業看護職の役割". こころの病からの職場復帰（現代のエスプリ別冊）. 島悟編. 東京, 至文堂, 2004, 65-6.
7) 廣尚典. "復職システム". 前掲書 6. 102.
8) 近藤恭子. 復帰者を支える、管理監督者の役割. 心とからだのオアシス. 4 (3), 2010, 3-7.
9) 林剛司. "復職後の支援のあり方". 前掲書 6. 158-9.
10) 永田頌史. メンタルヘルス不調による再休業に関連した要因と再休業予防対策. 産業ストレス研究. 23 (2), 2016, 101-10.
11) 愛知県. 職場のメンタルヘルス対策ガイドブック. 2020 年 5 月 25 日更新.
　https://www.pref.aichi.jp/soshiki/rodofukushi/0000049071.html
12) 厚生労働省. こころの耳：働く人のメンタルヘルス・ポータルサイト. ご家族の人へ.
　https://kokoro.mhlw.go.jp/family/

Memo

Memo

Memo

索引

●読者のみなさまへ●

このたびは、本増刊をご購読いただき、誠にありがとうございました。産業保健と看護編集室では、今後も皆さまのお役に立つ増刊の刊行を目指してまいります。つきましては、本書に関するご感想・ご提案などがございましたら当編集室（ohn@medica.co.jp）までお寄せくださいますよう、お願い申し上げます。

産業保健と看護　2021年春季増刊(通巻79号)

産業保健スタッフ必携
職場のメンタルヘルス　予防・対応・支援のすべて

2021 年 4 月 25 日発行　第 1 版第 1 刷
2022 年 6 月 10 日発行　第 1 版第 2 刷

定価（本体 3,200 円+税）

ISBN978-4-8404-7488-7
乱丁・落丁がありましたらお取り替えいたします。
無断転載を禁ず。

Printed and bound in Japan

監修　　　畑中純子
発行人　　長谷川 翔
編集担当　里山圭子
編集制作　オフィス・ワニ
本文イラスト　かんべいづみ／中村恵子
本文 DTP　株式会社明昌堂
表紙・本文デザイン　株式会社創基

発行所　　株式会社メディカ出版
　　　　　〒 532-8588 大阪市淀川区宮原 3-4-30
　　　　　ニッセイ新大阪ビル 16F
　　　　　編集　TEL 03-5777-2288
　　　　　お客様センター　TEL 0120-276-115
広告窓口／総広告代理店　株式会社メディカ・アド
　　　　　TEL 03-5776-1853

URL https://www.medica.co.jp/
E-mail ohn@medica.co.jp
印刷製本　株式会社シナノ パブリッシング プレス